Volker Mehl
Anke Pachauer

Ayurveda HAUTNAH

Das 4-WOCHEN-GLOW-UP-PROGRAMM für gesunde und schöne Haut

humboldt

INHALT

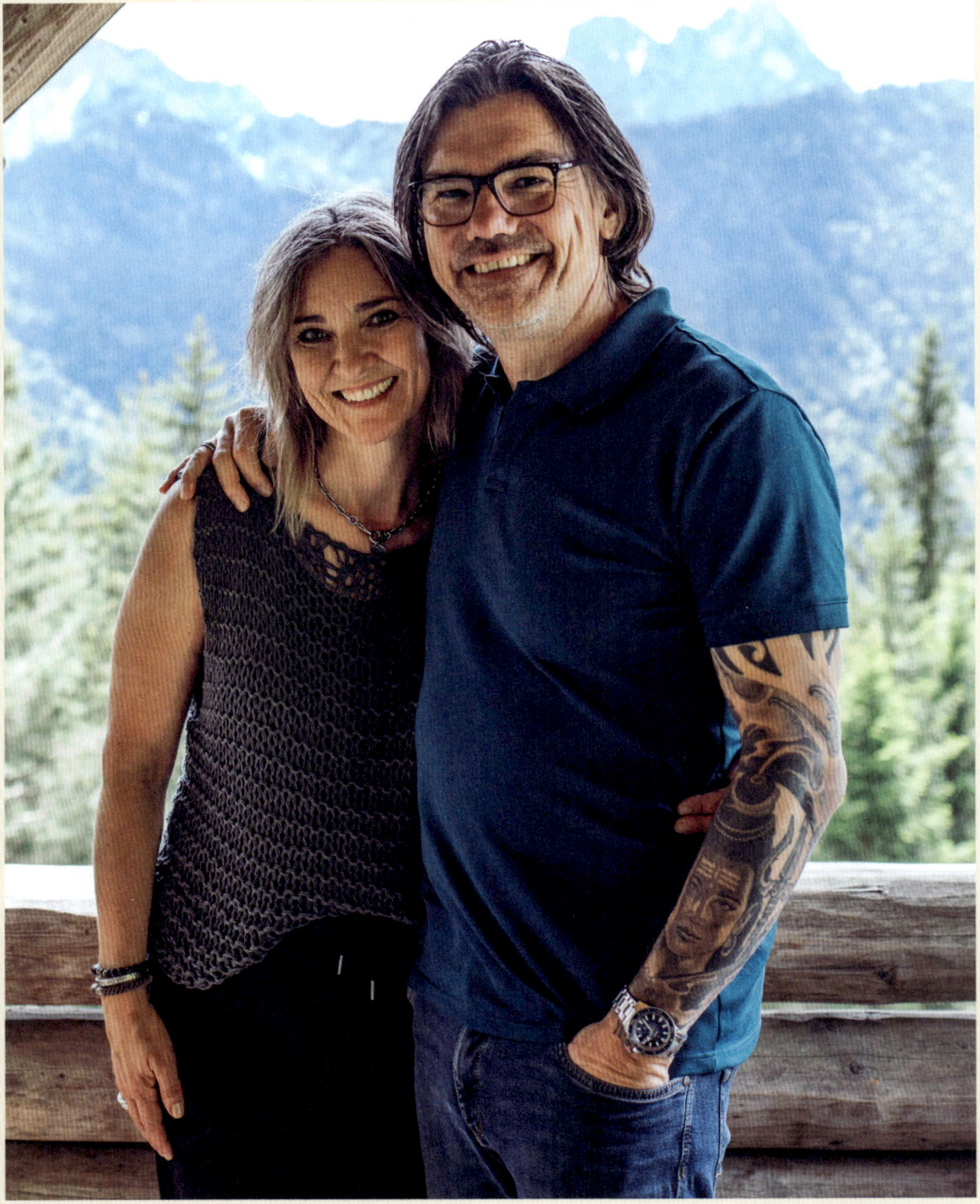

Herzlich willkommen!

Dieses Buch haben wir für all jene geschrieben, die sich eine gesunde, strahlende Haut wünschen und bereit sind, die Verbindung zwischen innerem Wohlbefinden und äußerer Schönheit zu entdecken. Wir glauben fest daran, dass wahre Schönheit nicht nur durch äußere Pflege entsteht, sondern tief aus unserem Inneren kommt. In den folgenden Kapiteln möchten wir dir zeigen, wie du durch eine ganzheitliche Herangehensweise an Ernährung, Hautpflege und Lebensstil deine Hautgesundheit nachhaltig verbessern kannst. Wir nehmen dich mit auf eine spannende Reise zu einer Haut, die nicht nur gesund ist, sondern auch strahlend schön.

Stell dir vor, deine Haut fühlt sich an wie ein frisch bezogenes Bett: weich, elastisch und einfach wunderbar, um sich darin zu entspannen. Genau so präsentiert sich Haut, wenn sie in Bestform ist – sie dehnt sich mühelos und kehrt sofort in ihre ursprüngliche Form zurück. Das ist ein klares Zeichen dafür, dass sie gut mit Feuchtigkeit und Nährstoffen versorgt ist. Keine dunklen Flecken, keine Rötungen, einfach eine gleichmäßige, glatte Oberfläche ohne trockene Stellen oder überschüssigen Glanz.

Deine gesunde Haut ist widerstandsfähig gegen Juckreiz, Brennen und Entzündungen wie Ekzeme oder Psoriasis. Sie meistert mühelos die Herausforderungen von UV-Strahlen, Verschmutzung und eisiger Kälte und bleibt selbst bei alltäglichen Reizstoffen im Gleichgewicht. Eine weitere Eigenschaft deiner gesunden Haut ist ihre Fähigkeit, Feuchtigkeit einzuschließen und gleichzeitig dank einer ausgeglichenen natürlichen Ölproduktion zu atmen. Diese Öle sind wie Bodyguards, die deine Haut schützen und stärken. Zudem ist deine gesunde Haut ein wahrer Schnellheiler – sie repariert kleine Schäden schnell und hat eine beeindruckende Abwehrkraft gegen Unannehmlichkeiten.

Wenn dich diese Vorstellung anspricht, dann freuen wir uns umso mehr, dass du dieses Buch in die Hand genommen hast!

„Ayurveda hautnah“ ist unser persönlicher Appell an dich, dein größtes Organ, die Haut, näher kennenzulernen, zu verstehen und dich auf einer ganzheitlichen Ebene um sie zu kümmern.

Damit es dir leichter fällt, haben wir ein umfassendes Konzept entwickelt, das sich über vier Wochen erstreckt. Denn deine Haut erneuert sich etwa alle vier Wochen vollständig. Dieser natürliche Erneuerungszyklus bietet die ideale Gelegenheit, die Hautgesundheit grundlegend zu verbessern. Unser ganzheitliches Konzept konzentriert sich darauf, die Haut von innen und außen zu revitalisieren, sodass sie am Ende nicht nur gesünder, sondern auch strahlender aussieht.

Sie ist Kommunikationsmedium und erfüllt eine Vielzahl lebenswichtiger Funktionen, von Schutz und Regulierung bis hin zur Interaktion mit unserer Umwelt. Die Haut spiegelt nicht nur unseren Lebensstil wider, sondern auch unsere Emotionen und innere Gesundheit. Sie ist ein lebendiges Archiv unserer Erlebnisse: Jeder Sonnenbrand, jede Narbe und jedes Lächeln hinterlassen Spuren. Als Spiegelbild unserer Entscheidungen und der äußeren Einflüsse zeigt uns unsere Haut, wie gut wir uns um sie kümmern oder wie wir sie vernachlässigen. Ein sorgfältiger Blick auf die Haut kann mehr über unser Leben offenbaren, als Worte es je könnten. Sie offenbart viel über unsere inneren Zustände und ist somit ein einzigartiges Ausdrucksorgan.

Hier kommt Ayurveda ins Spiel. Diese uralte indische Heilkunst lehrt uns genau das: Wahre Schönheit kommt von innen und unser Hautbild ist ein Spiegel unserer inneren Balance. Vor diesem Hintergrund zeigen wir dir, wie du durch ayurvedische Ernährung, natürliche Pflege und einen ausgeglichenen Lebensstil deine Haut transformieren kannst. Unser vierwöchiges Programm ist ideal für deine Hautgesundheit, da es den natürlichen Zyklus berücksichtigt, in dem sich deine Hautzellen erneuern und die positiven Effekte sichtbar werden. Der vierwöchige Zeitraum bietet zudem genügend Zeit, um nachhaltige Ernährungsgewohnheiten zu entwickeln und individuell auf die Bedürfnisse deiner Haut einzugehen.

Die drei Säulen

Wir werden uns dabei auf drei wesentliche Säulen konzentrieren:

1. Ernährung
2. Äußere Pflege
3. Lebensstil

Eine ausgewogene **Ernährung** ist der Schlüssel zu gesunder Haut. In unserem **4-Wochen-Programm** lernst du, welche Nahrungsmittel deine Haut nähren und stärken. Wir zeigen dir einfache, aber wirkungsvolle Rezepte, die nicht nur lecker sind, sondern auch deinem Körper und deiner Haut guttun. Durch bewusste Reduktion und gezielte Auswahl der Lebensmittel wirst du deinen Stoffwechsel entlasten, deine Verdauung verbessern und deinem Körper die nötigen Nährstoffe für den gesunden Gewebeaufbau zuführen.

Die richtige **äußere Pflege** ist essenziell, um deine Haut von außen zu unterstützen, sie zu entspannen, gesund und strahlend zu halten. Daher stellen wir dir eine Reihe von Pflegeroutinen und -produkten vor, die auf die Bedürfnisse deiner Haut abgestimmt sind. Dazu bringen wir die ayurvedischen Konstitutionstypen, die Doshas, ins Spiel, denn diese sind eine wertvolle Unterstützung dabei, die richtige Pflegeroutine mit den passenden natürlichen Inhaltsstoffen für dich zu finden.

Unser **Lebensstil** hat einen sehr großen Einfluss auf unsere Haut. Stress, Hektik und ungesunde Gewohnheiten können sich negativ auf dein Hautbild auswirken. Deshalb beinhaltet unser Programm auch praktische Tipps und Übungen, um deinen Alltag zu entschleunigen, Stress abzubauen und eine innere Balance zu finden, von Achtsamkeitsübungen bis hin zu erholsamen Schlafgewohnheiten.

Das Programm ist darauf ausgerichtet, dich Schritt für Schritt zu einem besseren Hautgefühl zu führen. Von der Stoffwechselentlastung bis hin zur optimalen Nährstoffversorgung – du wirst feststellen, wie eng Stoffwechsel und Hautgesundheit miteinander verbunden sind. Nimm dir Zeit, um die vorgeschlagenen Rezepte, Pflegeroutinen und Lebensstiländerungen auszuprobieren. Du wirst schnell die positiven Auswirkungen auf deine Haut und dein allgemeines Wohlbefinden spüren.

Weniger ist mehr

Stell dir vor, du suchst nach dem ultimativen Ayurveda-Tipp für ein gesundes und strahlendes Leben. Was könnte das Geheimnis sein? Unsere klare Antwort lautet: „Weniger". Wir sind davon überzeugt, dass viele gesundheitliche Probleme, einschließlich Hautproblemen, oft durch ein „Zuviel" entstehen: zu viel Essen, zu viel Stress, zu viel Hektik, zu viel Beschleunigung, zu viel Druck, zu viele künstliche Inhaltsstoffe und so weiter.

Deshalb basiert unsere Ernährungsempfehlung auf einer einfachen Formel: **3-2-1.** Das bedeutet: Drei Tage mit je zwei Mahlzeiten pro Tag, gefolgt von einem Suppentag, den wir liebevoll „sanfter Wohlfühltag" nennen.

Die Gerichte im Rezeptteil haben wir bewusst so zusammengestellt, dass sie zum einen die bestmögliche Versorgung mit den wichtigsten Nährstoffen für eine strahlende Gesundheit sicherstellen und zum anderen deinen Darm und deine Leber optimal unterstützen.

In puncto äußere Pflege ist es ähnlich. Auch hier plädieren wir für eine reduzierte und gezielte Pflege. Du wirst zunächst deine Haut analysieren, um herauszufinden, welche Pflege sie momentan wirklich benötigt. Das Wort „momentan" ist hier wichtig, denn deine Hautbedürfnisse können sich im Laufe der Zeit ändern, und entsprechend solltest du deine Pflege anpassen. Unsere maßgeschneiderten Rezepte und Pflegerituale sind speziell auf deine individuellen Bedürfnisse abgestimmt und lassen sich leicht in deine Tages- und Wochenroutinen integrieren.

Auch beim Lebensstil gilt: Weniger ist mehr! In zahlreichen Ratgebern werden viele schöne Rituale und Routinen für alle möglichen Eventualitäten empfohlen. Auch der Ayurveda hat eine lange Liste an Routinen, die man idealerweise täglich befolgen sollte. Doch wir wissen alle: Der Tag ist begrenzt. Unsere Empfehlungen konzentrieren sich daher auf einige der wirkungsvollsten Rituale, die dir Entspannung und Wohlgefühl bringen und sich positiv auf deine Ausstrahlung auswirken. Kleine Auszeiten im Laufe des Tages können wir alle schaffen und sie können einen großen Unterschied machen.

Freu dich auf einfache, wirkungsvolle Ernährungspläne, leckere Rezepte und praktische Tipps, die sich super in deinen Alltag integrieren lassen. Schritt für Schritt wirst du ein Konzept entdecken, das nicht nur dein Äußeres, sondern auch dein Wohlbefinden revolutioniert. Schnapp dir also eine Tasse Tee, mach es dir gemütlich und begleite uns auf dieser spannenden Reise. Entdecke das Geheimnis eines strahlenden Teints und tauche mit uns in die Welt des Ayurveda ein.

Los geht's – zu einer Haut, die leuchtet, und einem Leben, das strahlt. Mach dich bereit, die nächsten vier Wochen zu einem Neuanfang für deine Haut und dein Wohlbefinden zu gestalten. Wir begleiten dich auf diesem Weg und wünschen dir viel Freude und Erfolg!

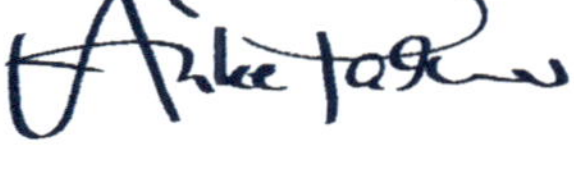

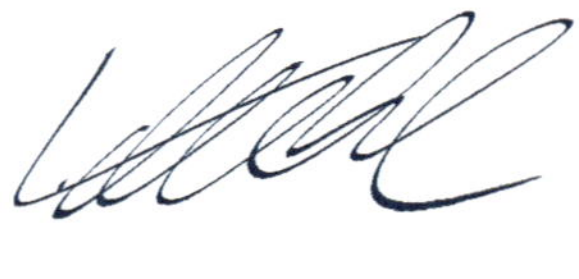

HAUT UND AYURVEDA

In diesem Kapitel erfährst du, wie die alte indische Heilkunst Ayurveda die Hautgesundheit ganzheitlich betrachtet. Du liest, wie eng die Haut mit deinem gesamten Wohlbefinden verbunden ist und welche Rolle Ernährung, tägliche Routine, emotionales Wohlbefinden und Umweltfaktoren dabei spielen.

WUNDERWERK HAUT

Bevor wir uns der Praxis widmen, lernst du in diesem Kapitel erst einmal dein größtes Organ besser kennen, entdeckst, wie es aufgebaut ist und welche Aufgaben es erfüllt. Wir beleuchten die vielfältigen Funktionen der Haut und bieten spannende Fakten, die dir zeigen, warum die Haut viel mehr ist als nur eine äußere Hülle.

Spannende Fakten

Die Haut ist dein größtes Organ und besteht aus bis zu 110 Milliarden Hautzellen. Durchschnittlich trägt jeder Erwachsene zwei Quadratmeter Haut am Körper, die ca. 15 Prozent des Körpergewichts ausmachen. In einem Quadratzentimeter Haut befinden sich etwa 600.000 Zellen, 150.000 Pigmentzellen, 5.000 Sinneszellen, 100 Schweißdrüsen, 15 Talgdrüsen, fünf Haare, vier Meter Nervenbahnen und ein Meter Blutgefäße. Unglaublich, nicht?

Ein Erwachsener verliert täglich bis zu 14 g in Form von winzigen Hautschüppchen: Alte, abgestorbene Zellen müssen neuen weichen. Etwa alle vier Wochen erneuert sich so die Haut, wobei der Vorgang nicht sichtbar und wahrnehmbar ist. Nach etwa einem Monat haben wir eine komplett neue Hautoberfläche – bei einem 80 Jahre dauernden Leben erneuert sich die Haut also etwa tausend Mal.

Die Haut repariert und regeneriert sich also ständig selbst. In den tieferen Schichten entstehen neue Zellen, die nach oben wandern und dort abgestoßene, alte Zellen ersetzen. Mit der richtigen Pflege und Ernährung kannst du die Qualität dieser neuen Zellen beeinflussen. Eine ausgewogene Ernährung und genügend Flüssigkeit sind dabei das A und O, denn sie fördern die Neubildung gesunder Hautzellen.

Sie ist Grenzfläche: Deine Haut ist das Erste, was andere sehen, wenn sie dir begegnen, und das Erste, womit du selbst die Welt um dich herum erlebst. Zwischen 320- und 400-mal am Tag berührst du dein Gesicht, und von diesen Bewegungen, die circa 1,3 Sekunden dauern, nimmst du in der Regel keine Notiz. Selbstberührungen sind also eine sehr häufige Alltagshandlung, die bei allen Menschen weltweit vorkommt. Aber auch Berührungen von außen, wie ein Händedruck, eine Umarmung, jeder Sonnenstrahl oder Windhauch, bringen dich ständig über deine Haut in Kontakt mit der Welt um dich herum. Du verdankst all diese wunderbaren Empfindungen deiner Haut und den unzähligen Nervenenden, mit denen sie ausgestattet ist.
Sie ist Verteidigungslinie: Deine Haut spielt eine wichtige Rolle im Immunsystem. Sie ist die erste Verteidigungslinie gegen Krankheitserreger. Spezialisierte Zellen in der Haut, z. B. die Langerhans-Zellen, erkennen und bekämpfen Eindringlinge wie Bakterien und Viren. Diese Zellen senden Signale an andere Teile des Immunsystems, um eine umfassende Abwehrreaktion zu koordinieren.

Die Haut ist ein hochdynamisches Organ, das ständig arbeitet, um dich zu schützen und gesund zu erhalten. Die oberste Schicht der Haut, die Epidermis, sorgt dafür, dass Bakterien und Viren draußen bleiben und Feuchtigkeit drinnen, sodass deine Haut schön geschmeidig bleibt.
Sie ist Bakterienoase: Die Haut ist mehr als nur eine Barriere. Sie ist ein dynamischer und lebenswichtiger Teil unserer biologischen Interaktionen. Schätzungsweise eine Billion Bakterien leben auf unserer Haut. Dieses „Hautmikrobiom" schützt unseren Körper und unterscheidet sich von Mensch zu Mensch wie ein „mikrobieller Fingerabdruck". Das Hautmikrobiom unterliegt verschiedenen Einflüssen wie Alter, Geschlecht und auch der Umgebung, in der ein Mensch lebt.
Sie ist Klimaanlage: Deine Haut ist auch dein persönlicher Thermostat. Da unsere Körpertemperatur nur in bestimmten Grenzen

schwanken darf (optimal sind 37 Grad), muss überschüssige Wärme möglichst schnell an die Umgebung abgegeben werden. Dazu weiten sich die Hautgefäße und die Wärme wird über das Blut vom Körperinneren an die Hautoberfläche transportiert. Durch die Bildung von Schweiß, der über die etwa vier Millionen Schweißdrüsen abgegeben wird, entsteht außerdem Verdunstungskälte, die den Körper kühlt. Frieren wir, ziehen sich die Blutgefäße in der Haut zusammen, das Blut – und damit die Wärme – bleiben vermehrt im Körperinneren. So sorgt deine Haut dafür, dass du dich bei jeder Temperatur wohlfühlst.

Sie ist Reinigungskraft: Deine Haut hilft dir auch dabei, den Körper sauber und gesund zu halten. Über die Schweißdrüsen wird nicht nur Wasser, sondern auch Abfallstoffe wie Harnstoff und Milchsäure ausgeschieden. Dies unterstützt die natürliche Entgiftung deines Körpers und hilft, den Elektrolythaushalt im Gleichgewicht zu halten.

Sie ist Vitamin-D-Booster: Deine Haut spielt eine entscheidende Rolle bei der Produktion von Vitamin D. Dieses wichtige Vitamin wird unter dem Einfluss von Sonnenlicht in der Haut gebildet und ist essenziell für starke Knochen und ein gesundes Immunsystem. Deine Arme und Beine sind besonders geeignet, um Sonnenlicht für die Vitamin-D-Bildung aufzunehmen, da sie eine große Fläche bieten, häufig unbedeckt sind und leicht zugänglich für die Sonne sind.

Sie ist dein emotionaler Ausdrucksträger: Sie zeigt, wie du dich fühlst – ob du vor Aufregung rot wirst oder bei Kälte Gänsehaut bekommst. Sie spiegelt deine Gesundheit und deinen Lebensstil. Faktoren wie Stress, Ernährung und Schlafgewohnheiten können sich auf dein Hautbild auswirken. Außerdem ist sie deine Visitenkarte, das Erste, was jemand von dir wahrnimmt, und in gewisser Weise die gefühlten 90 Prozent deiner Selfies!

Der Aufbau der Haut

Das komplexe und faszinierende Organ Haut besteht aus mehreren Schichten. Die drei Hauptschichten Epidermis, Dermis und Hypodermis bilden das Grundgerüst der Haut, während das Bindegewebe entscheidend zu ihrer Struktur und Funktion beiträgt.

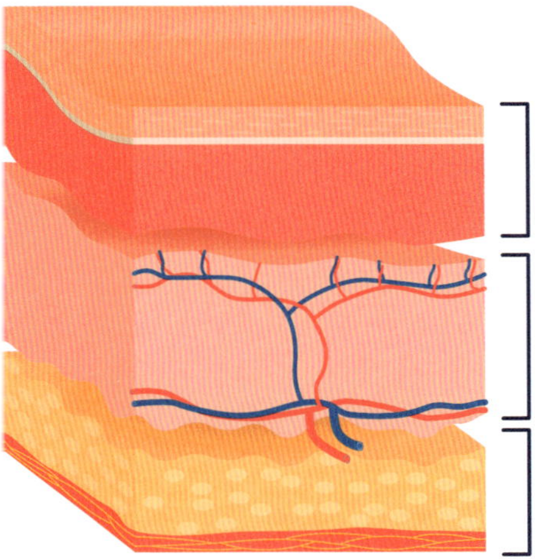

Die drei Hauptschichten unserer Haut

Die Epidermis: Dein Schutzschild

Die Epidermis ist die oberste Schicht deiner Haut und fungiert als schützender Schild gegen die Außenwelt. Diese Schicht besteht aus mehreren Lagen von Zellen, hauptsächlich Keratinozyten, die das wichtige Protein Keratin produzieren. Keratin ist wie eine Art natürlicher Panzer für deine Haut, der sie robust und widerstandsfähig macht.

Keratin

Haut, Haare und Nägel signalisieren uns oft als Erste, wenn im Körper etwas nicht stimmt. Probleme wie Spliss, sprödes Haar, brüchige Nägel, frühes Ergrauen, Nagelpilz, Schuppen oder Haarausfall können auf Stoffwechselstörungen oder andere gesundheitliche Probleme hinweisen.

Alle drei – Haut, Haare und Nägel – bestehen hauptsächlich aus Keratin, einem starken Protein, das ihnen Festigkeit und Flexibilität verleiht. Das bedeutet, dass ihre Gesundheit oft miteinander verknüpft ist.

Gesunde und schöne Haare sind stark von der Gesundheit deiner Kopfhaut abhängig. Die Kopfhaut, in der die Haarfollikel eingebettet sind, muss gut durchblutet und mit den nötigen Nährstoffen versorgt werden, um starke und widerstandsfähige Haare zu bilden. Die Nägel schützen die empfindlichen Fingerkuppen, in denen viele Nervenenden liegen.

Keratin ist das Rückgrat dieses Dreigespanns: Es sorgt dafür, dass deine Haut elastisch und widerstandsfähig bleibt, dass dein Haar glänzend und kräftig ist und deine Nägel stark und flexibel. Du hast also drei große „Fenster" zu deiner allgemeinen Gesundheit. Veränderungen in Textur, Farbe oder Festigkeit der Haut, Haare oder Nägel können Hinweise auf gesundheitliche Veränderungen geben. Daher ist es wichtig, diese Bereiche aufmerksam zu beobachten und zu pflegen.

Die Zellen der Epidermis durchlaufen einen ständigen Erneuerungsprozess. Neue Zellen entstehen in der tiefsten Schicht, der sogenannten Basalschicht, und bewegen sich langsam zur Oberfläche. Während dieser Reise verändern sie sich, verlieren ihren Zellkern und werden zu flachen, abgestorbenen Zellen, die schließlich die Hornschicht bilden. Diese äußerste Schicht dient als Barriere und sorgt dafür, dass weder Wasser noch Krankheitserreger in deinen Körper eindringen können.

Ein weiteres Merkmal der Epidermis sind die Melanozyten, die Pigmentzellen, die das Pigment Melanin produzieren. Melanin schützt deine Haut vor den schädlichen UV-Strahlen der Sonne und bestimmt zudem deine Hautfarbe. Diese natürlichen Pigmente wirken wie ein Sonnenschutz, der deine Haut vor Sonnenbrand und anderen Schäden bewahrt. Insgesamt sorgt die Epidermis dafür, dass deine Haut gesund und sicher bleibt.

Die Dermis: Das elastische Herz deiner Haut

Direkt unter der Epidermis liegt die Dermis, auch bekannt als Lederhaut. Diese Schicht gibt deiner Haut ihre Elastizität und Stärke. Stell dir die Dermis als elastisches Netz vor, das aus vielen Fasern besteht. Die Hauptakteure hier sind Kollagen und Elastin. Kollagen sorgt dafür, dass deine Haut fest bleibt, während Elastin sie dehnbar macht und dafür sorgt, dass sie sich wieder in ihre ursprüngliche Form zurückzieht, wenn sie gestreckt wird.

In der Dermis finden sich auch Blutgefäße, die deine Haut mit Nährstoffen versorgen, Nervenenden, die dir helfen, Berührungen und Temperaturen zu spüren, sowie Haarfollikel, Schweiß- und Talgdrüsen. Die Schweißdrüsen helfen dir, kühl zu bleiben, indem sie Schweiß absondern, und die Talgdrüsen produzieren ein Öl, das Haut und Haare weich und geschmeidig hält.

Die Hypodermis: Die tiefe Verbindung

Ganz unten, unter der Dermis, liegt die Hypodermis, auch Subkutis oder Unterhaut genannt. Diese Schicht ist wie ein weiches Polster, das deinen Körper schützt. Sie besteht aus lockerem Bindegewebe und vielen Fettzellen. Diese Fettzellen speichern Energie für deinen Körper und helfen auch dabei, deine Körpertemperatur zu regulieren, indem sie dich warm halten.

Die Hypodermis ist nicht nur wichtig für den Schutz deiner Muskeln und Knochen, sondern gibt deiner Haut auch ihre Form und Polsterung. Sie sorgt dafür, dass du dich nicht an jedem Stoß verletzt, und hilft dabei, Wasser im Körper zu speichern. Insgesamt ist diese Schicht also ein echtes Multitalent, das dich vor äußeren Einflüssen schützt und deine Haut geschmeidig hält.

Die Hautbarriere: Die erste Verteidigungslinie

Die Hautbarriere entsteht durch das harmonische Zusammenspiel der drei Hautschichten: Die Epidermis bildet mit ihrer Hornschicht und den Lipiden die erste Schutzlinie, die Dermis unterstützt durch strukturelle Festigkeit und Nährstoffversorgung die Erneuerung der Epidermis, während die Hypodermis durch Stabilisierung und Polsterung die gesamte Barriere robust hält. Diese Barriere spielt eine ebenso wichtige Rolle wie Türsteher eines Clubs: Sie entscheidet, welche Substanzen in deinen Körper gelangen dürfen und welche draußen bleiben müssen.

Aufbau und Funktion

Die Hautbarriere, auch Stratum corneum oder Lipidbarriere genannt, bildet die äußerste Schicht deiner Haut. Sie ähnelt im Aufbau einer Ziegelmauer, bei der die „Ziegel" die Hautzellen sind und der „Mörtel" aus Lipiden besteht, genauer gesagt Fettsäuren, Cholesterin und Ceramide.

Diese Struktur schützt die Haut vor Schadstoffen, UV-Licht und Infektionen und reguliert den Feuchtigkeitsgehalt. Die Hautbarriere sorgt dafür, dass deine Haut gesund bleibt und ihre Funktionen zuverlässig erfüllen kann.

Unser Türsteher-Team wird durch einen Säureschutzmantel komplettiert, eine dünne Schicht auf der Hautoberfläche mit einem leicht sauren pH-Wert zwischen 4,7 und 5,5. Dieser Säureschutzmantel besteht aus Lipiden, die mit Aminosäuren aus dem Schweiß vermischt sind. Zusammen mit dem Mikrobiom, den gesunden Bakterien auf der Haut, bildet dies einen besonderen Mikrokosmos, der hilft, Bakterien und Schadstoffe fernzuhalten und Feuchtigkeit in der Haut zu halten.

Wenn dieses System geschädigt wird, können Bakterien und Schadstoffe in die Haut eindringen und Feuchtigkeit austreten. Dies stellt eine große Belastung für unsere Haut und unseren Körper dar, da die Aufrechterhaltung der Homöostase, also des Gleichgewichts aller dynamischen Systeme, wichtig für unsere Gesundheit ist. Im Ayurveda wird deshalb seit Jahrtausenden viel Wert auf die Pflege und Stärkung der Haut gelegt.

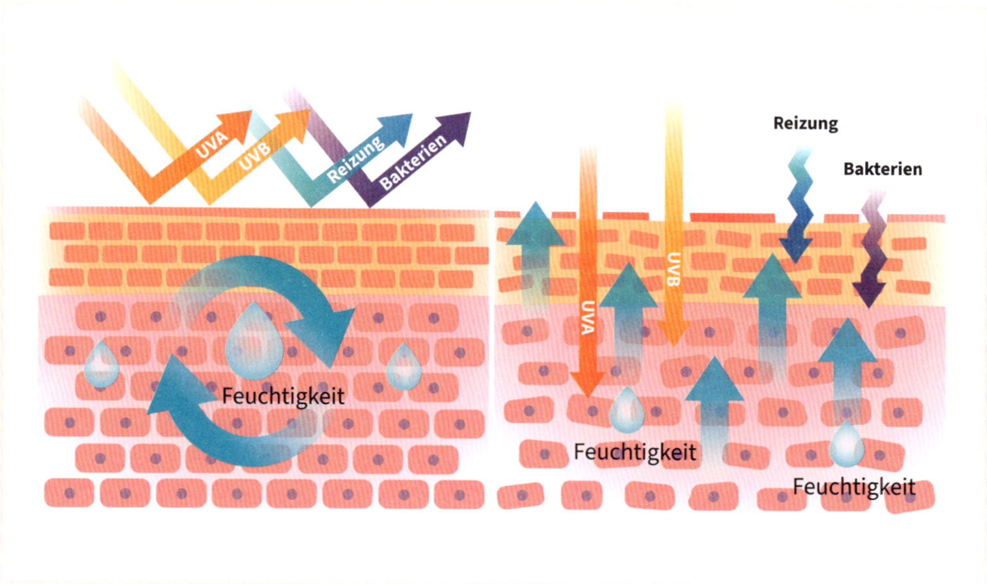

Gesunde Hautbarriere (links) vs. beschädigte Hautbarriere (rechts). Bei einer gesunden Hautbarriere bleibt Wasser im System und Fremdkörper bleiben draußen. Eine Haut mit gestörter Barrierefunktion verliert Wasser und kann das Eindringen von Fremdkörpern nicht verhindern.

Wenn die Hautbarriere geschädigt ist

Eine geschädigte Hautbarriere erkennst du an verschiedenen Symptomen. Die Haut fühlt sich trocken und rau an, da sie nicht ausreichend Feuchtigkeit speichern kann. Häufig treten Rötungen und entzündliche Stellen auf, und die Haut kann unangenehm jucken. Es bilden sich vermehrt Pickel oder andere Hautunreinheiten, und die Haut reagiert empfindlicher auf äußere Einflüsse wie Wetter, Pflegeprodukte oder Kleidung. Zudem kann sie beginnen zu schuppen, was auf eine unzureichende Feuchtigkeitsregulierung hinweist, und nach dem Waschen oder Reinigen unangenehm spannen.

Nicht nur aus der Sicht des Ayurveda spielt eine unpassende Ernährung eine große Rolle bei der Entstehung von Hautschäden. Neben der Ernährung sind jedoch auch andere Faktoren bedeutend, die vor allem mit unserem westlichen Lebensstil zusammenhängen. Dazu gehören Umweltgifte, Plastik und chemische Gifte. Mit der richtigen Ernährung, Pflege und einem passenden Lebensstil kannst du deine Hautbarriere schützen, die Haut von innen stärken und äußere Schäden reparieren, um ein gesundes Hautmilieu zu fördern.

Die Versorgung der Haut

Damit deine Haut strahlend und gesund bleibt, benötigt sie eine Vielzahl an Vitaminen, Mineralstoffen und gesunden Fetten, die über das Blut zu den Hautzellen gelangen. Diese Nährstoffe unterstützen die Zellregeneration, schützen vor Umwelteinflüssen und stärken das Hautimmunsystem.

Wenn du etwas isst, wird das Essen in winzige Bestandteile zerlegt, die dann in den Blutkreislauf gelangen. Das Blut transportiert diese Nährstoffe unter anderem zu den Hautzellen. Dort werden sie für verschiedene Zwecke verwendet: Sie liefern Energie für die Produktion neuer Hautzellen, helfen bei der Reparatur beschädigter Zellen und unterstützen die Funktion der Hautbarriere. Ein ausreichender Nährstoffnachschub sorgt dafür, dass deine Haut gesund aussieht, gut funktioniert und sich gut regenerieren kann.

Eine ausgewogene Ernährung ist daher der Schlüssel zur optimalen Nährstoffversorgung deiner Haut – nicht nur der Haut, sondern all deiner Zellen und damit deiner Gesundheit im Allgemeinen!

Ein wichtiger Teil dieses Schutzes kommt von Vitaminen und Antioxidantien, die eine zentrale Rolle bei der Bekämpfung von oxidativem Stress spielen. Doch bevor wir uns ansehen, wie Antioxidantien helfen, werfen wir einen kurzen Blick auf den „Gegner“: freie Radikale.

Freie Radikale sind instabile Moleküle, die durch normale Stoffwechselprozesse, aber auch durch äußere Einflüsse wie Umweltverschmutzung, UV-Strahlung der Sonne, Rauchen oder einen stressigen Lebensstil entstehen können. Diese aggressiven Moleküle können wichtige Bestandteile der Haut wie Kollagen und Elastin angreifen, die für die Festigkeit und Elastizität sorgen. Wenn sich zu viele freie Radikale ansammeln, entsteht oxidativer Stress. Dieser kann zu sichtbaren Schäden wie Falten, schlaffer Haut, Pigmentstörungen und rauer Haut führen.

Vitamine und Antioxidantien – Schutzhelden für gesunde Haut

Eine ausgewogene Ernährung ist entscheidend für eine gesunde Haut. Vitamine, Mineralien und gesunde Fette unterstützen die Zellregeneration, schützen vor schädlichen Umwelteinflüssen und halten die Haut geschmeidig.

Besonders wichtig sind dabei die Antioxidantien, die eine spezielle Gruppe von Vitaminen und Nährstoffen darstellen. Das sind Stoffe, die freie Radikale neutralisieren und so Zellschäden vorbeugen, weswegen sie auch Radikalfänger genannt werden. Sie können Vitamine, Mineralstoffe oder sekundäre Pflanzenstoffe sein. Im Folgenden haben wir die wichtigsten Antioxidantien aufgezählt.

Unser 4-Wochen-Programm geht genau auf diese Bedürfnisse ein: Wir setzen auf eine ausgewogene Ernährung, die reich an Antioxidantien und Vitaminen ist – alles, was deine Haut braucht, um zu strahlen. Diese Nährstoffe schützen nicht nur vor schädlichen Einflüssen, sondern fördern auch die Hauterneuerung. Mit einer bunten Mischung aus frischem Gemüse, Getreide, Nüssen und Samen sorgen wir dafür, dass deine Haut bestens versorgt ist.

Vitamine

Vitamin C: Ein kraftvolles Antioxidans, das die Kollagenproduktion fördert und die Haut vor Schäden schützt. Es ist in Paprika, Zitrusfrüchten und Beeren enthalten.
Vitamin E: Schützt die Zellmembranen vor oxidativem Stress und reduziert Schäden durch UV-Strahlen. Es ist in Nüssen, Samen und pflanzlichen Ölen zu finden.
Vitamin A: Wichtig für die Erneuerung und Reparatur der Hautzellen, sorgt für einen glatten Teint und reduziert feine Linien. Es findet sich in Karotten, Süßkartoffeln und grünem Blattgemüse.
Vitamin D: Unterstützt das Zellwachstum und kann Entzündungen reduzieren. Es wird durch Sonnenlicht synthetisiert und ist auch in Pilzen und angereicherten Lebensmitteln zu finden.
Vitamin K: Fördert die Wundheilung und kann das Erscheinungsbild von Narben verbessern. Es ist in grünem Blattgemüse und fermentierten Lebensmitteln wie Sauerkraut enthalten.

Mineralstoffe

Zink: Ein essenzielles Mineral, das für die Wundheilung und Hauterneuerung wichtig ist. Zink unterstützt die Hautregeneration und kann entzündliche Hauterkrankungen wie Akne lindern.

Es ist in Hülsenfrüchten, Kürbiskernen, Nüssen und Tofu enthalten.

Kupfer: Spielt eine Schlüsselrolle bei der Bildung von Kollagen und Elastin, die die Haut straff und elastisch halten. Kupferreiche Lebensmittel sind Nüsse, Samen, Hülsenfrüchte und dunkle Schokolade.

Sekundäre Pflanzenstoffe

Carotinoide: Vor allem Beta-Carotin, eine Vorstufe von Vitamin A, unterstützt die Zellproduktion und schützt die Haut vor UV-Schäden. Es kommt in Karotten und Süßkartoffeln vor.

Polyphenole: In Obst, Gemüse, Tee, Kaffee und Nüssen enthalten, helfen sie, Hautalterung zu verhindern und Zellschäden vorzubeugen, z. B. hat das Polyphenol Curcumin, ein Wirkstoff aus Kurkuma, starke entzündungshemmende und antioxidative Eigenschaften, die besonders bei Hautirritationen hilfreich sein können.

Omega-3-Fettsäuren: Neben den Antioxidantzien wirken auch die gesunden Omega-3-Fettsäuren entzündungshemmend und halten die Haut geschmeidig. Pflanzliche Quellen wie Leinsamen, Chiasamen und Walnüsse liefern ALA (Alpha-Linolensäure), das im Körper in die nützlichen Fettsäuren EPA und DHA umgewandelt wird.

Für eine gute Kollagen- und Elastinproduktion

Kollagen und Elastin sind die Geheimwaffen für eine feste und elastische Haut. Kollagen hält alles zusammen, während Elastin für die Elastizität sorgt. Leider produziert unser Körper ab Mitte 20 weniger Kollagen. In den Wechseljahren kann die Haut sogar bis zu 30 Prozent ihres Kollagens verlieren. Zum Glück kannst du mit der richtigen Ernährung gegensteuern: Vitamin C, Kupfer und Zink sind auch hier Schlüsselstoffe. Weiterhin helfen der Mineralstoff Mangan, der in Haferflocken und Linsen enthalten ist, und das wasserlösliche Vitamin Biotin aus Eiern, Mandeln und Süßkartoffeln bei der Produktion von Kollagen und Elastin.

Die Hyaluronsäureproduktion unterstützen

Hyaluronsäure, ein wichtiger Bestandteil des Bindegewebes, ist ein Polysaccharid, also ein Mehrfachzucker, der als Feuchtigkeitsspeicher deiner Haut fungiert. Es kann enorm viel Wasser binden, was dafür sorgt, dass deine Haut schön prall und gut durchfeuchtet bleibt. Deine Hautzellen stellen die Hyaluronsäure selbst her. Damit dieser Prozess gut funktioniert, benötigt dein Körper ausreichend Glukose und andere Nährstoffe.

Süßkartoffeln (für Glukose) und Spinat (für Nährstoffe) unterstützen die Hyaluronsäureproduktion. Mit zunehmendem Alter wird die Produktion von Kollagen, Elastin und Hyaluronsäure weniger, was die Haut erschlaffen lassen kann. Eine gesunde Ernährung, Hydratation und eine bewusste Lebensführung sind daher entscheidend, um die Haut zu unterstützen und ihre Vitalität zu erhalten.

Wasser – das Elixier für strahlende Haut

Wasser ist ein wahres Schönheitselixier für unsere Haut. Es hydratisiert, revitalisiert, erneuert und schützt – und das alles auf einfache Weise. Tägliches Wassertrinken ist ein unkomplizierter, aber äußerst wirksamer Beitrag, um unsere Haut gesund und strahlend zu halten.

Hydratation: Unsere Haut besteht zum Großteil aus Wasser. Eine ausreichende Flüssigkeitszufuhr versorgt die Hautzellen und stärkt ihre natürliche Barriere. Ohne genug Wasser wird die Haut trocken und spröde, was zu Juckreiz und ungewollten Fältchen führen kann. Ein Glas Wasser ist da der beste Beauty-Trick: Es lässt die Haut prall und strahlend erscheinen.

Reinigung und Vitalisierung: Wasser ist der beste Vitalitätsbooster. Es hilft dabei, unerwünschte Stoffe und Abfallprodukte aus dem Körper zu spülen, was nicht nur die Gesundheit fördert, sondern auch die Haut zum Leuchten bringt. Eine gute Hydration kurbelt die Durchblutung an und unterstützt die natürliche Reinigungsfunktion des Körpers, was für einen frischen Teint sorgt.

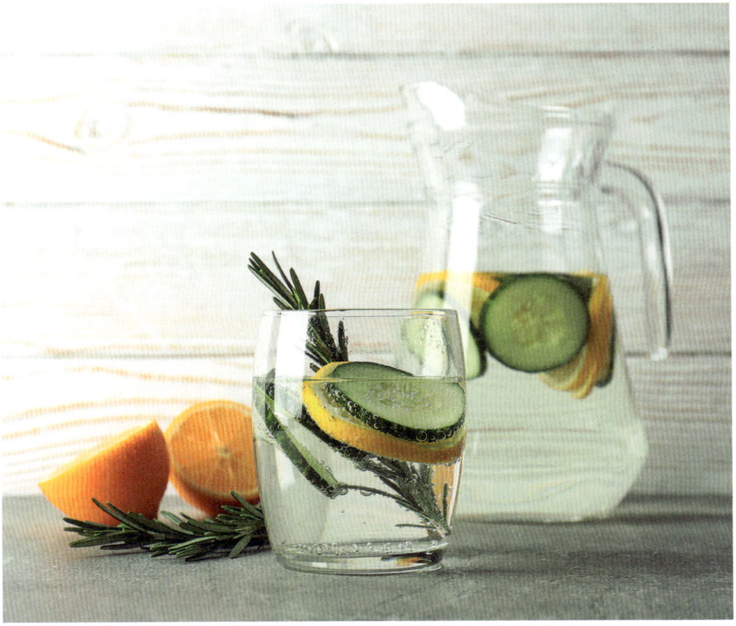

Tägliches Wassertrinken leistet einen einfachen, aber sehr wirksamen Beitrag zur Gesunderhaltung deiner Haut.

Regeneration und Heilung: Wasser ist ein wunderbarer Unterstützer bei der Heilung. Es versorgt die Hautzellen mit allem, was sie brauchen, um sich zu erneuern und zu heilen. Sei es nach einem Sonnenbrand, kleinen Verletzungen oder bei Hautirritationen – ausreichend Wasser beschleunigt den Heilungsprozess und lässt die Haut schneller wieder strahlen.

Schutz vor äußeren Einflüssen: Eine gut hydratisierte Haut ist wie ein Schutzschild gegen die Widrigkeiten des Alltags. Sie wehrt schädliche UV-Strahlen, Umweltgifte und extreme Wetterbedingungen ab. Und das Beste: Sie verhindert das Eindringen unerwünschter Substanzen und bewahrt die Haut vor vorzeitiger Alterung.

AYURVEDA UND HAUT-GESUNDHEIT

Ayurveda ist eines der ältesten ganzheitlichen Medizinsysteme der Welt, das auf einem tiefen Verständnis der Natur und ihrer Zusammenhänge basiert. Es ist schwer, ein genaues Datum für den Beginn von Ayurveda festzulegen, da es sich über viele Jahrhunderte hinweg entwickelt hat und durch mündliche Überlieferungen weitergegeben wurde, bevor es schriftlich festgehalten wurde. Historiker und Experten schätzen jedoch, dass Ayurveda mindestens 3000 bis 5000 Jahre alt ist. Ayurveda, das wörtlich „Wissen vom Leben“ bedeutet, ist ein faszinierendes Stück altindischer Philosophie und Wissenschaft, das sich mit Gesundheit, Lebensverlängerung und der Vorbeugung und Behandlung von Krankheiten beschäftigt. Diese uralte Lehre, die in beeindruckenden Schriften überliefert ist, basiert auf der tiefen Beobachtung und Interaktion mit der Natur. Dass die Ayurvedis ihr Wissen über Pflanzen und deren heilende Eigenschaften über Jahrtausende gesammelt und systematisiert haben, ist ein echter Glücksfall – auch für uns im Westen.

Ein Großteil des heutigen Wissens über Ayurveda stammt von Charaka, einem berühmten Arzt, dessen Schriften in Sanskrit verfasst sind. Diese Texte machen eine klare Unterscheidung zwischen förderlichen und schädlichen Lebensweisen, sei es in Bezug auf Ernährung, Verhalten oder allgemeine Lebensgewohnheiten.

Die Haut spielt als größtes Organ des Körpers im Ayurveda schon seit jeher eine zentrale Rolle. Sie reflektiert nicht nur den allgemeinen Gesundheitszustand, sondern auch das innere Gleichgewicht von Körper und Geist. Sie dient den Ayurvedis als Kommunikationsmedium, um zu verstehen, was im Inneren des Körpers vor sich geht.

Einige wichtige Prinzipien aus dem Ayurveda, die maßgeblich zur Gesundheit der Haut beitragen, sind:

- **natürliche Inhaltsstoffe:** Ayurveda setzt auf natürliche Inhaltsstoffe wie Pflanzen, Kräuter und Mineralien, um die Haut zu nähren, zu reinigen und zu heilen.
- **individuelle Behandlung:** Jede Haut ist einzigartig. Ayurveda legt großen Wert auf individuelle Behandlungen, die auf den spezifischen Hauttyp und die individuellen Bedürfnisse abgestimmt sind.
- **ganzheitlicher Ansatz:** Ein zentraler Aspekt der ayurvedischen Hautpflege ist der ganzheitliche Ansatz, der Ernährung, Lebensstil und mentale Gesundheit integriert, um das natürliche Gleichgewicht des Körpers zu fördern und zu erhalten.

Mit Ayurveda ganzheitlich denken

Anders als die moderne Medizin, die oft nur die Symptome behandelt (denken wir an Cortisoncremes und Aknesalben), geht Ayurveda Gesundheitsthemen viel grundlegender an. Hier wird der Mensch als Ganzes betrachtet, denn Körper, Geist und Seele sind untrennbar miteinander verbunden. Ayurvedische Behandlungen zielen darauf ab, das Gleichgewicht in allen Bereichen des Lebens wiederherzustellen.

Ein großer Punkt im Ayurveda ist die Prävention. Das bedeutet: Vorbeugende Maßnahmen und eine gesunde Lebensweise sind das A und O, um Krankheiten erst gar nicht entstehen zu lassen. Jeder Mensch ist einzigartig, und so wird auch jede Behandlung individuell an die Bedürfnisse des Einzelnen angepasst. Es gibt keine Standardprotokolle, sondern maßgeschneiderte Ansätze basierend auf deinem aktuellen Ungleichgewicht.

Auch die Psyche kommt nicht zu kurz. Techniken wie Meditation und Atemübungen helfen, die mentale Balance zu fördern. Dazu kommen natürliche Heilmittel: Kräuter und pure Nahrungsmittel, die den Körper auf sanfte Weise unterstützen.

Unsere Haut ist mehr als nur eine äußere Hülle – sie spiegelt unser inneres Wohlbefinden wider. Hautprobleme wie Ausschläge, Akne oder Ekzeme sind oft Zeichen dafür, dass im Inneren etwas aus dem Gleichgewicht geraten ist. Ayurveda geht den inneren Ursachen auf den Grund, anstatt nur die äußeren Symptome zu bekämpfen. Eine ausgewogene Ernährung, die auf deine individuelle Konstitution abgestimmt ist, hilft dabei, das innere Gleichgewicht zu fördern und die Haut gesund zu halten.

Ayurveda bietet also eine ganzheitliche Herangehensweise an die Hautgesundheit, die weit über die äußere Pflege hinausgeht. Durch die Kombination von Ernährung, täglichen Routinen, emotionalem Wohlbefinden und Umweltfaktoren wird deine Haut in ihrem natürlichen Gleichgewicht unterstützt. Dieses ganzheitliche Verständnis ermöglicht es, Hautprobleme tiefgreifend und nachhaltig zu behandeln, indem die zugrunde liegenden Ursachen angegangen werden. Das Tolle am Ayurveda ist, dass seine Behandlungen immer einen Nutzen, und keine Nebenwirkungen haben.

Um Ayurveda wirklich zu verstehen, müssen wir einen genaueren Blick auf die verschiedenen Körpergewebe, die Dhatus, werfen. Diese sind im Ayurveda von zentraler Bedeutung, da sie eine Schlüsselrolle bei der Gesundheit und dem allgemeinen Wohlbefinden spielen.

Dhatus: Die Körpergewebe aus Sicht des Ayurveda

Im Ayurveda werden sieben wesentliche Körpergewebe, die sogenannten Dhatus, unterschieden, die den Körper nicht nur aufbauen, sondern auch spezifische Aufgaben zur Erhaltung der Gesundheit erfüllen. Diese Gewebe durchlaufen während des Stoffwechsels einen ständigen Umwandlungs- und Verfeinerungsprozess, wobei jedes Gewebe aus dem vorhergehenden hervorgeht:

Aus Plasma wird Blut, aus Blut werden Muskeln, aus Muskeln entsteht Fett, aus Fett bilden sich Knochen, daraus das Knochenmark und schließlich das männliche und weibliche Fortpflanzungsgewebe. Während dieses Stoffwechselprozesses, der vom Verdauungsfeuer Agni (siehe S. 32) unterstützt wird, entstehen neue Gewebematerialien und bestehende werden umgewandelt.

Dieser Prozess entspricht der Reihenfolge, in der der menschliche Körper Nährstoffe aus der aufgenommenen Nahrung verarbeitet. Ein Fehler in dieser Kette kann den gesamten Kreislauf aus dem Gleichgewicht bringen und alle nachfolgenden Prozesse beeinträchtigen. Falsche Ernährung oder ein unzureichendes Verdauungsfeuer können zu Mangelerscheinungen und schlecht genährtem Gewebe führen. Umgekehrt lässt sich durch eine abgestimmte Ernährung und gezielte Anwendungen positiver Einfluss auf die Bildung der einzelnen Gewebe nehmen.

Entstehung der Dhatus: Dhau Agnis verwandeln die aufgenommenen Nährstoffe in die entsprechenden Körpergewebe.

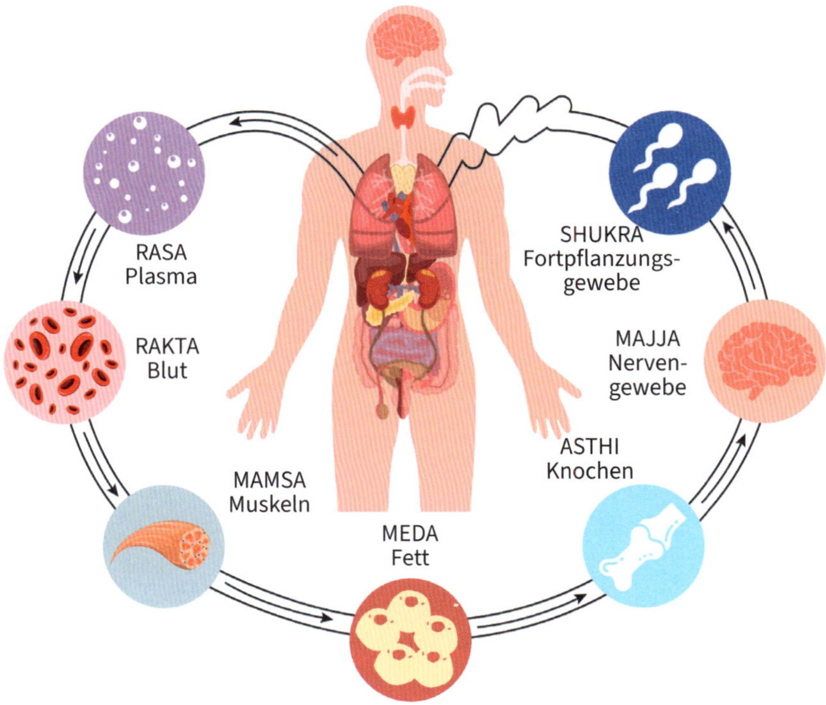

Schöne Haut ist demnach das Ergebnis einer guten Ernährung der ersten drei Gewebe Plasma, Blut und Muskeln, die grundlegend für die Hautbildung sind.

Im Ayurveda geht man davon aus, dass es etwa fünf Tage dauert, bis die jeweiligen Gewebe aus der Nahrung gebildet werden. Das bedeutet konkret, dass du durch eine konsequente Kur und Ernährungsumstellung von vier Wochen bereits entscheidenden Einfluss auf die Hautregeneration nehmen kannst.

Mit der Erkenntnis, dass die Hauterneuerung, also der Prozess, bei dem alte Hautzellen durch neue ersetzt werden, bei jungen Erwachsenen etwa 28 Tage dauert, ergänzt die moderne Wissenschaft diese Sichtweise. Mit zunehmendem Alter verlangsamt sich dieser Zyklus, bei älteren Erwachsenen kann er 40 bis 60 Tage betragen. Mit unserem 4-Wochen-Programm kannst du diesen Regenerationsprozess aktiv optimal unterstützen und gegebenenfalls je nach Alter noch eine Weile weiter fortführen.

Ojas: Die Sache mit dem Glow

In der Kosmetik- und Beauty-Branche wird mit den Begriffen „Glow“ und „Shine“ nicht gespart. Fast jedes Pflegeprodukt verspricht irgendeine Form Glanz oder Strahlen. In vielen Kulturen steht die Strahlkraft der Sonne für göttliche Kraft und Schönheit. Aber wie erreichst du diese Ausstrahlung im Alltag?

Im Ayurveda heißt dieser Glow Ojas. Ojas ist die essenzielle Lebensenergie, die Vitalität und Immunität verleiht. Es entsteht durch den bestmöglichen Aufbau und die vollständige Transformation der sieben Körpergewebe.

Wenn alle sieben Gewebe optimal genährt und gesund sind, entsteht Ojas. Im Ayurveda wird Ojas als feinstes und reinstes Nebenprodukt dieses komplexen physiologischen Prozesses betrachtet, das die Basis für Klarheit des Geistes, Widerstandsfähigkeit gegen Krankheiten und allgemeine Lebenskraft darstellt.

Eine hohe Ojas-Konzentration manifestiert sich durch lebendige Haut, die von innen heraus leuchtet. Diese Leuchtkraft ist Ausdruck eines tiefen inneren Gleichgewichts und Wohlbefindens. Ojas spielt auch eine wichtige Rolle bei der Hydratation der Haut. Gut hydrierte Haut fühlt sich elastisch und geschmeidig an, was zu einem gesunden Aussehen beiträgt. Mit starkem Ojas ist die Haut widerstandsfähiger gegen Probleme wie Akne und Ekzeme. Außerdem unterstützt eine gute Ojas-Konzentration die Zellregeneration und die Reparaturmechanismen der Haut, was zu einer schnelleren Heilung von Verletzungen führt.

Gesunde Organe – gesunde Haut

Es gibt leider keine schnelle Lösung oder den magischen Smoothie für gesunde, strahlende Haut. Reinigung ist keine kurzfristige Kur, sondern ein ständiger Prozess in deinem Körper, der je nach Gesundheitszustand besser oder weniger gut funktioniert. Deshalb ist es immer wichtig, die Gesundheit der lebenswichtigen Organe sicherzustellen oder wiederherzustellen.

Deine inneren Organe haben die Aufgabe, deinen Körper und deine Haut rund um die Uhr zu reinigen. Dieser kontinuierliche Prozess ist unerlässlich für dein Überleben. Ähnlich wie dein Immunsystem arbeiten auch deine Reinigungsorgane ständig für dich, um deinen Körper zu schützen – oft unbemerkt und ungesehen. Eine gut funktionierende Reinigung der Organe führt zu klarer, strahlender Haut. Es ist ein harmonisches Zusammenspiel.

Der Stoffwechsel im Ayurveda

Für die Bildung von Ojas ist eine gut funktionierende Verdauung und Assimilation von Nahrung entscheidend. Der zentrale Mechanismus hinter dem Aufbau der Körpergewebe, also der Umwandlung von Nahrung in Energie und Gewebe, ist der Stoffwechselprozess. Dieser Prozess der Nahrungsverwertung und Gewebebildung ist eng mit der Ausscheidung verbunden und stellt sicher, dass der Körper sowohl die notwendigen Nährstoffe aufnimmt als auch Abfallstoffe effektiv entfernt. Der Begriff Stoffwechsel bezeichnet die Gesamtheit aller chemischen Prozesse in einem Organismus, die dazu dienen, Nährstoffe in Energie und Bausteine für die Zellen umzuwandeln und Abfallprodukte zu entsorgen.

Agni: Das Verdauungsfeuer

Wenn wir Nahrung zu uns nehmen, beginnt der Verdauungsprozess im Magen und Darm, wo die Nahrung in kleinere, verwertbare Bestandteile zerlegt wird. Die nützlichen Nährstoffe werden über die Darmwände ins Blut aufgenommen und zu den Zellen transportiert, wo sie für Energieproduktion und Gewebebildung genutzt werden. Dieser Prozess spiegelt sich im Ayurveda im Begriff Agni, dem Verdauungsfeuer, dessen Stärke entscheidend ist für die Effizienz dieses Prozesses.

Die absorbierten Nährstoffe durchlaufen verschiedene Stufen der Umwandlung, um wiederum die schon bekannten sieben Gewebe (Dhatus) des Körpers zu bilden. Die Bildung neuer Zellen und die Erneuerung von Gewebe sind kontinuierliche Prozesse, die durch eine gute Nährstoffversorgung und die effektive Entfernung von Abfallstoffen unterstützt werden. Wenn ausscheidungspflichtige Stoffe nicht effektiv entfernt werden, können sie Zellschäden verursachen und zu verschiedenen Krankheiten führen.

Ama: Die ausscheidungspflichtigen Stoffe

Ama wird oft übersetzt mit: „nicht ausreichend durch das Verdauungsfeuer verbrannt“. Noch deutlicher wird die Bedeutung allerdings, wenn man die wörtliche Übersetzung betrachtet: „a“ ist eine verneinende Vorsilbe in Sinn von „nicht“, und „ma“ bedeutet „ich“. Ama ist also „etwas, das nicht zu mir gehört“ oder bezogen auf die Ernährung noch besser „etwas, das nicht zu mir wird“.

Damit sind also alle Stoffe gemeint, die der Körper, und im Sinne des Ayurveda auch die Psyche, nicht verstoffwechseln und umwandeln kann. Infolgedessen können Rückstände im Körper verbleiben, die auf Dauer das Potenzial haben, Krankheiten zu verursachen. Während der Umwandlung und Nutzung von Nährstoffen entstehen natürliche Abfallprodukte, die über den Darm (Stuhl), die Nieren (Urin), die Haut (Schweiß) und die Lungen (Atem) ausgeschieden werden müssen, um die Homöostase zu bewahren und toxische Rückstände zu verhindern.

Wie das ständige Schlagen des Herzens sind die ständigen Reinigungsprozesse des Körpers Ausdruck seiner Vitalität, die sich in guter Hautgesundheit manifestiert. Wenn deine Reinigungsorgane gut funktionieren, dann ist in der Regel auch deine Haut gesund. Dein Hautpflegeplan sollte daher darin bestehen, zu verstehen, wie die Reinigungsprozesse ablaufen, und herauszufinden, welchen Organen du Aufmerksamkeit schenken darfst, um diese Prozesse zu optimieren.

Haut ist individuell

Es gibt einen Unterschied zwischen natürlicher, gesunder Haut und der perfekten Wunschhaut. Wir glauben, unsere Haut sollte einem bestimmten Ideal entsprechen, aber die Natur hat unsere Haut so geschaffen, wie sie ist, und das ist völlig in Ordnung.

Solange deine Haut, Haare oder Nägel keine Anzeichen von Irritation zeigen, gibt es keinen Grund, daran herumzuexperimentieren. Erst wenn das natürliche Gleichgewicht gestört ist und Probleme wie Akne, Schuppenflechte, Rötungen oder Haarbruch auftreten, besteht Handlungsbedarf. Deine Haut ist nicht problematisch, nur weil sie dünn, hell, dunkel, weich oder großporig ist und nicht deinem persönlichen Schönheitsideal entspricht.

Die Regenerationsfähigkeit des Körpers ist beeindruckend. Es lohnt sich, die Prozesse und ihre Hauptakteure kennenzulernen, denn deine Leber, Nieren, Lungen und Haut leisten täglich Großartiges. Diese Organe arbeiten rund um die Uhr, um deinen Körper zu reinigen und dich gesund zu halten. Sie sind wahre Multitalente, deren Hauptaufgabe es ist, schädliche Substanzen auszuscheiden.

Jede Entscheidung und jeder Gedanke zur Regeneration sollte sich darauf konzentrieren, wie diese lebenswichtigen Organe bei der Reinigung deines Körpers zusammenarbeiten. Denk daran: Alle diese Organe sind miteinander verbunden und Teil eines komplexen Systems. Ein Gesundheitsproblem, das scheinbar nichts mit der Reinigung zu tun hat, kann in Wirklichkeit ein Zeichen dafür sein, dass ein Organ überlastet ist und seine Regenerationsfähigkeit beeinträchtigt wird. Besonders Hautprobleme können darauf hinweisen, dass dein Körper Unterstützung bei der Entgiftung benötigt.

Unsere Reinigungsorgane arbeiten als Team, um den Körper von Toxinen und Abfallstoffen zu befreien. Die primären Akteure sind dabei die Leber, die Nieren und der Darm. Sie übernehmen den Großteil der Arbeit, indem sie schädliche Substanzen filtern und aus dem Körper entfernen. Wenn diese Organe gut funktionieren, werden auch die sekundären Reinigungsorgane wie Haut, Lunge und Lymphsystem entlastet.

Die Haut spielt eine wichtige Rolle, indem sie überschüssige Stoffe über den Schweiß ausscheidet. Wenn die primären Organe jedoch überlastet sind, muss die Haut oft einspringen und zusätzliche Aufgaben übernehmen. Das kann zu Hautproblemen wie Akne oder Ausschlägen führen, da sie versucht, die überschüssigen Toxine auszugleichen.

Es ist wichtig, die primären Organe zu unterstützen, damit die sekundären Organe nicht überstrapaziert werden. Eine ausgewogene Ernährung, ausreichend Flüssigkeitszufuhr, regelmäßige Bewegung und Stressbewältigung sind entscheidend, um die Reinigungsorgane zu entlasten und die Haut gesund zu halten. Indem wir uns gut um unsere Hauptorgane der Entgiftung kümmern, fördern wir nicht nur unsere allgemeine Gesundheit, sondern auch ein strahlendes Hautbild.

DIE DREI AYURVEDISCHEN SÄULEN FÜR GESUNDE, STRAHLENDE HAUT

Im Ayurveda spiegelt die Haut den inneren Zustand von Körper und Geist wider. Eine gesunde, strahlende Haut basiert auf einem harmonischen Zusammenspiel von Ernährung, äußerer Pflege und einem ausgewogenen Lebensstil. In diesem Kapitel erfährst du, wie du mit einer nährstoffreichen, verdauungsfördernden Ernährung, natürlichen Pflegeritualen abgestimmt auf deinen Dosha-Typ und einem achtsamen Lebensrhythmus deine Haut von innen heraus zum Strahlen bringst.

Der ayurvedische Weg zu einer gesunden, strahlenden Haut führt über die Kombination aus ausgewogener Ernährung, sorgfältiger äußerer Pflege und einem gesunden Lebensstil. Diese drei Säulen sind es, die gemeinsam die Grundlage für eine ganzheitliche ayurvedische Hautpflege bilden:

Ernährung: Eine ausgewogene Ernährung trägt dazu bei, deine Haut von innen heraus zum Strahlen zu bringen. Das fängt bei einer gut funktionierenden Verdauung an. Sie ist entscheidend für die Aufnahme von Nährstoffen und die Reduktion von Entzündungen. Durch eine stoffwechselaktivierende Ernährung, die warme und gekochte Speisen bevorzugt, wird Agni gestärkt und die Bildung von Ama verhindert.

Mahlzeiten sollten auf frischen, natürlichen Lebensmitteln basieren und regelmäßig und in moderaten Mengen gegessen werden. Alle sechs Geschmäcker (süß, sauer, salzig, bitter, scharf und herb) sollten enthalten sein, du solltest gründlich kauen und stark verarbeitete sowie schwere, ölige Speisen vermeiden. Achte auf die ausreichende Zufuhr wichtiger Nährstoffe für die Haut wie Vitamine (C, E und A), Mineralien (Zink und Kupfer), weitere Antioxidantien und Omega-3-Fettsäuren. Zudem ist ausreichend Hydratation durch warmes Wasser essenziell.

Äußere Pflege: Neben der inneren Balance spielt die äußere Pflege eine wesentliche Rolle. Natürliche Inhaltsstoffe und Pflegerituale, abgestimmt auf die individuellen Bedürfnisse der Haut sind wichtig. Hier kommen die Doshas, die ayurvedischen Konstitutionstypen (siehe S. 48) ins Spiel, die dir helfen zu bestimmen, welche natürlichen Öle deine Haut besonders gut pflegen oder welche natürlichen Peelings und Masken einen frischen Teint fördern.

Lebensstil: gesunder Lebensstil ist zentral im Ayurveda und trägt wesentlich zur Hautgesundheit bei. Eine Balance zwischen Aktivität und Ruhe durch Yoga und Meditation hilft, inneres Gleichgewicht zu finden und Stress abzubauen, was sich positiv auf die Haut auswirkt. Regelmäßige Bewegung unterstützt die Ausscheidung von Toxinen durch Schwitzen und fördert die allgemeine Durchblutung. Frische Luft und regelmäßige Aufenthalte im Freien sind ebenso förderlich für die Hautgesundheit wie ausreichend Schlaf, da sich die Haut in der Nacht regeneriert.

ERNÄHRUNG: DIE BASIS FÜR HAUTGESUNDHEIT

Im Prinzip ist es ganz simpel: Je hochwertiger das Ausgangsmaterial, desto besser das Endprodukt. Wir sind darauf angewiesen, den Körper mit hochwertiger Nahrung zu versorgen, denn das ist das, woraus wir alle Zellen, Hormone und Gewebe bauen. Neue Hautzellen fallen nicht von den Bäumen – sie werden vom Körper jede Sekunde neu gebaut, und dafür brauchen wir einen gesunden Stoffwechsel und das passende Material.

Um dir die Bedeutung der richtigen Nahrung noch klarer zu machen, haben wir einige Fakten zusammengestellt, die zeigen sollen, wozu sie unter anderem in unserem Körper verwendet wird:

- Pro Sekunde werden zwischen zehn und 50 Millionen Körperzellen abgebaut und durch neue ersetzt. Für fast jedes Organ oder Gewebe gibt es Stammzellen, die ständig für Nachschub sorgen und neue Haut-, Blut- oder Schleimhautzellen bilden.
- Im Durchschnitt sind die Zellen eines 50-Jährigen gerade mal zehn Jahre alt. Dabei gibt es große Schwankungen: Manche Gewebe sind Regenerationsprofis, andere bleiben ein Leben lang erhalten. So bildet der Mensch pro Jahr so viele neue Leberzellen, dass es theoretisch für 18 ganze Organe reicht. Selbst Knochen werden permanent abgebaut und wieder aufgebaut.
- Die Leber filtert jede Minute 1,5 Liter Blut, also 2.000 Liter jeden Tag. Die Niere schafft ähnliche Mengen.

- Die Lunge bewegt etwa 15.000 Liter Atemvolumen bei rund 20.000 Atemzügen täglich.
- Unser Gehirn benötigt im Normalzustand etwa 120 g Glukose täglich, bei starkem Stress sogar über 200 g.

Die zentrale Rolle der Verdauung

Die Verdauung eines Lebensmittels und seine Umwandlung in entsprechendes Körpergewebe – damit sind alle Stoffwechselprozesse gemeint, die sich an die Verdauung im engeren Sinne anschließen – kann bis zu 28 Tage dauern. Das deckt sich mit der Dauer, innerhalb deren der Körper einmal komplett alle Zellen der Hautoberfläche erneuert. Damit ist auch schon ersichtlich, wie lange du dir Zeit nehmen solltest, bevor du die Ernährung grundlegend umstellst, damit sich auch ein echter Effekt einstellen kann. Der Einfluss, den eine mit der Nahrung aufgenommene Substanz auf den Körper hat, ist also komplexer, als sich aus der bloßen Betrachtung von Magen und Darm schließen lässt.

> *Die Anwendung von wohltuender Nahrung allein ist der bewirkende Faktor für das Gedeihen des Menschen; und die Anwendung von nicht wohltuender Nahrung ist die Ursache der Krankheiten.* Charaka Samhita 1.25.31

Bei vielen krankhaften Geschehen spielt der Darm eine zentrale Rolle – und hier kommt das Verdauungsfeuer Agni ins Spiel. Agni spielt eine, wenn nicht sogar *die* zentrale Rolle im Ayurveda. Ein starkes und ausgewogenes Agni sorgt dafür, dass die Nährstoffe aufgespalten und effizient in die Körpergewebe, die Dhatus, integriert werden. Dadurch wird auch die Haut ausreichend genährt und bleibt gesund.

Wenn Agni zu schwach ist und die Nahrung nicht vollständig verdaut werden kann, entsteht Ama, ausscheidungspflichtige Stoffe. Ama, sammelt sich im Körper an und kann die Zirkulation und die Funktion der Dhatus stören. Dies führt zu Hautproblemen wie Unreinheiten, Entzündungen und einem fahlen Teint.

Der Ayurveda-Morgen-Check

Alles, was deinen Körper verlässt, ist ein Indikator dafür, wie es in deinem Körper aussieht und wie gut dein Verdauungssystem funktioniert. Ein Top-Indikator dafür ist der morgendliche (und tägliche!) Stuhlgang. Er sollte die Form einer reifen Banane haben, zügig absetzbar sein, nicht ungewöhnlich stinken, nicht absinken im Wasser der Toilette und keine klebrigen Spuren in der Kloschüssel hinterlassen. Beim Toilettenpapier sollten ein bis zwei Blatt reichen, und eine Klobürste sollte eigentlich nur Deko-Charakter haben. Wenn all diese Punkte gegeben sind, kannst du sicher sein, dass dein Verdauungsfeuer optimal funktioniert!

Die Haut als Spiegel der Verdauung

Die Metapher von der Haut als Spiegel der Seele ist allseits bekannt, aus Sicht des Ayurveda sieht man das Thema Haut aber nicht nur feinstofflich, sondern auch ganz pragmatisch. Denn ein entscheidender Faktor für eine stabile Gesundheit und damit auch eine gesunde Haut ist eben ein funktionierender Stoffwechsel und ein aktives Verdauungsfeuer.

> *Aus Nahrung entstehen fürwahr die Wesen, welche mit der Erde verbunden sind. Und durch die Nahrung allein leben sie. Und zu dieser gehen sie auch am Ende. Die Nahrung ist nämlich das Beste der Wesen; deshalb wird sie auch ein Heilmittel für alles genannt.* Taittiriya Upanishad 2.2.1

Wenn der Stoffwechsel-Prozess gestört ist und nicht so reibungslos funktioniert, bilden sich unverdaute Nahrungskomplexe, im Ayurveda Ama genannt. Ama ist eine Mischung aus unverdauten Proteinen, Kohlenhydraten, Fett und bakteriellen Substanzen. Diese Komplexe können sich im Darm ansammeln und zu Darmerkrankungen wie Gastroenteritis führen. Da der Darm stellenweise nur durch wenige Zellschichten hindurch mit der Blutbahn verbunden ist, gelangen so auch schnell Entzündungsmediatoren aus unverdauten Nahrungsbestandteilen ins Blut. Dieses Ama kann Dysbalancen der individuellen Konstitutionstypen, der Doshas, auslösen, pathologische Immunreaktionen verstärken sowie verschiedene Hauterkrankungen verursachen.

Im Ayurveda, wo die Gesunderhaltung des Menschen an erster Stelle steht, versucht man, dieses Ama mit einer großen Reinigungskur (Pancha-Karma-Kur) durch bestimmte Ausleitungsmaßnahmen und Ernährungsumstellungen zu verringern und idealerweise vollständig zu entfernen. Doch bevor wir eine spezielle Kur ins Auge fassen, sollten wir auf das unglaublich effektive Reinigungssystem unseres Körpers zurückgreifen, das rund um die Uhr daran arbeitet, Stoffwechselrückstände zu beseitigen und Nährstoffe optimal zu verteilen. Dieses individuelle Reinigungssystem funktioniert je nach unserer Natur mal schneller und mal langsamer. Du kannst es aber immer gezielt unterstützen, indem du die richtigen Baustoffe in Form von gesunden Nahrungsmitteln zuführst.

An diesen klassischen Symptomen kannst du erkennen, ob du zu viel Ama in dir hast:

- Verdauungsstörungen
- Mundgeruch
- dicker Zungenbelag
- Auswurf von klebrigem Schleim
- Appetitlosigkeit

- Geschmacksverlust
- aufgeblähter Bauch oder Brustkorb mit Druckschmerz
- Schweregefühl
- Müdigkeit
- Kraftlosigkeit
- Abstumpfen des Geistes und der Sinne
- klebriger Stuhl
- Verstopfung
- Durchfall

Bestimmte Lebensmittel fördern Ama. Dazu gehören:
- trockene und kalte Lebensmittel
- saure, schleimhautreizende Lebensmittel
- schwere Speisen wie Fleisch
- sehr fetthaltige Lebensmittel
- kalte Milchprodukte
- blähende oder ungekochte Lebensmittel wie Kohlgemüse, Salat, Zwiebeln und Knoblauch

Darüber hinaus kann sich die Ama-Situation auch verstärken durch:
- unregelmäßige Nahrungsaufnahme
- vergorene, künstlich hergestellte und künstlich haltbar gemachte Nahrung
- zu viel Essen
- unsachgemäß durchgeführtes und zu häufiges Fasten
- ungünstige Kombinationen von Lebensmitteln
- essen, bevor die vorherige Mahlzeit komplett verdaut ist
- starke Emotionen bei der Nahrungsaufnahme, z. B. Zorn, Angst, Kummer, Stress

Besonders achtsam solltest du bei der Verwendung von Milch sein. Milch gilt im Ayurveda zwar als klassisches Aufbautonikum, sie ist aber schwer verdaubar und sollte daher immer nur gekocht und zusammen mit Gewürzen wie Ingwer, Pfeffer, Kardamom, Zimt und Muskat verzehrt werden. Zudem solltest du Milch nie mit sauren, salzigen, fleischigen oder bestimmten anderen Lebensmitteln kombinieren. Besser verträglich wird sie dagegen mit Getreide, Reis, Honig, Mango, Zucker, Weintrauben, Ghee und den genannten Gewürzen.

Weitere Kombinationen, die zur verstärkten Bildung von Ama führen können und die du besser vermeidest, sind:

- Fleisch, Fisch und Geflügel mit Honig, Sesam, Milch, Joghurt, Quark, Rettich, Zucker oder Sprossen
- Fisch mit Banane, Joghurt und Buttermilch
- Honig über 45 °C erhitzt

Zusammengefasst bedeutet Hautgesundheit also: Agni rauf – Ama runter.

Die Bedeutung von Ölen im Ayurveda

Öle und Fette haben in unserer Gesellschaft einen etwas zwiespältigen Ruf, was vielleicht daran liegt, dass darunter oft die ungesunden Varianten wie etwa künstlich hergestellte Transfette verstanden werden.

Wenn wir ein paar tausend Jahre zurückdenken und uns auf natürliche, reine Öle besinnen, sieht die Sache ganz anders aus. Ohne gesunde Öle verlöre unsere Haut schnell an Elastizität und Strahlkraft. Äußerlich angewendet, spenden sie Feuchtigkeit, lindern Entzündungen und fördern die Heilung der Haut.

Die Haut ist keine Einbahnstraße

Öle und Fette spielen im Ayurveda eine wichtige Rolle. Es geht nicht nur um das, was wir essen, sondern auch um das, was wir auf unsere Haut auftragen. Im Ayurveda hat die Haut nicht nur eine Ausscheidungsfunktion, sondern dient auch als Zugang für therapeutische Maßnahmen. Manualtherapeutische Anwendungen werden als externe Ausleitungsverfahren angesehen.

Ölmassagen, Ölgüsse und andere Anwendungen haben sowohl eine reinigende als auch eine nährende Wirkung. Die Fettschicht der Haut ermöglicht, dass heilende Öle direkt dort wirken können, wo sie gebraucht werden.

Arganöl, auch als „flüssiges Gold" bekannt, ist reich an Vitamin E, Antioxidantien und essenziellen Fettsäuren. Es hat feuchtigkeitsspendende, regenerierende und entzündungshemmende Eigenschaften, die es ideal für trockene, geschädigte oder reife Haut machen. Arganöl hilft, die Hautelastizität zu verbessern und feine Linien zu reduzieren. Es kann sowohl innerlich zur Förderung der allgemeinen Gesundheit als auch äußerlich für die Hautpflege verwendet werden.

Ghee, ein geklärtes Butterfett, ist reich an gesunden Fetten sowie den Vitaminen A, D, E und K. Es unterstützt die Verdauung, stärkt das Immunsystem und fördert die Nährstoffaufnahme. In der Hautpflege wirkt Ghee tiefgehend hydratisierend, hilft bei der Heilung von trockener und rissiger Haut und hat entzündungshemmende und beruhigende Eigenschaften. Im Ayurveda gilt Ghee als das wertvollste Fett, weil es aufgrund seiner reinigenden und verjüngenden Eigenschaften tief in die Gewebe eindringen kann, die Verdauung und Nährstoffaufnahme verbessert, das Immunsystem stärkt und aufgrund seiner kühlenden und beruhigenden Wirkung das innere Gleichgewicht und Wohlbefinden fördert. En Rezept für Ghee zum Selbermachen findest du auf S. 106.

Kokosöl zieht schnell in die Haut ein, bleibt dabei jedoch hauptsächlich an der Oberfläche. Es ist bekannt für seine stark feuchtigkeitsspendenden Eigenschaften und hinterlässt eine schützende Fettschicht, die besonders bei pflegebedürftiger, trockener oder rauer Haut von Vorteil ist. Durch seinen Gehalt an Laurinsäure besitzt Kokosöl auch antibakterielle Eigenschaften, die bei der Heilung von Wunden und Hautirritationen unterstützen können. Kokosöl ist sowohl zum Kochen als auch zur Hautpflege geeignet.

Leinöl ist besonders reich an Omega-3-Fettsäuren, die sowohl innerlich als auch äußerlich angewendet werden können. Diese Fettsäuren tragen zur Reduzierung von Entzündungen bei und verbessern die Hautelastizität sowie die Hydratation. Leinöl eignet sich hervorragend zur Unterstützung einer gesunden Haut und zur Vorbeugung von trockener Haut. Es sollte aufgrund seiner Empfindlichkeit vorzugsweise kalt und in kleinen Mengen verwendet werden.

Olivenöl ist bekannt für seine feuchtigkeitsspendenden und schützenden Eigenschaften. Es enthält Vitamin E, Polyphenole und gesunde Fettsäuren, die die Haut hydratisieren, vor freien Radikalen schützen und Entzündungen reduzieren. Olivenöl kann zudem die Wundheilung fördern und ist ideal für trockene und empfindliche Haut. Es ist ein vielseitiges Öl, das in der Küche und in der Hautpflege eingesetzt wird.

Sesamöl enthält hohe Mengen an Vitamin E und Antioxidantien. Es nährt und stärkt die Haut, wirkt entzündungshemmend und fördert die Durchblutung sowie die Entgiftung der Haut. Sesamöl wird sowohl in der Küche als auch zur Hautpflege verwendet. In der Küche ist es besonders beliebt für seine nussige Note und wird häufig in asiatischen Gerichten eingesetzt. Es ist besonders vorteilhaft für Vata-Haut, da es tief nährend und wärmend ist.

ÄUSSERE PFLEGE: NATÜRLICHE METHODEN UND INHALTSSTOFFE

Neben der ersten Säule, der Ernährung, bildet die Gesichts- und Körperpflege die zweite Säule der ganzheitlichen ayurvedischen Hautpflege. Wir betrachten sie als das, was sie wirklich ist: Nahrung für die Haut. Uns ist folglich wichtig, dass diese Pflege möglichst rein ist und idealerweise aus der Küche kommt. Natürliche Inhaltsstoffe, die wir essen würden, sind oft auch für unsere Haut am besten geeignet, da sie frei von unnötigen Chemikalien sind und die Haut auf sanfte Weise pflegen und nähren.

Eine gründliche Reinigung, die Schmutz, Make-up-Reste, überschüssigen Talg und abgestorbene Hautzellen entfernt, ist dafür unerlässlich. Die äußere Hautpflege im Ayurveda setzt auf natürliche, sanfte und individuelle Methoden, die sich nach der persönlichen Konstitution und dem Hautzustand richten. Das Hautmikrobiom, also die Gemeinschaft von Mikroorganismen auf unserer Haut, ist wichtig für eine gesunde Haut. Eine sanfte Reinigung und die Verwendung milder, pH-neutraler Produkte unterstützen das Gleichgewicht der Haut und schützen das Mikrobiom.

Auch hier gilt: Weniger ist mehr. Übermäßige Produktnutzung oder häufige Wechsel können das Mikrobiom stören und die Haut irritieren. Konzentriere dich deshalb uns auf zwei Kernpunkte:

1. Natürliche Pflege: Verwende natürliche Öle und Kräuterextrakte, die das Gleichgewicht deiner Haut unterstützen

2. Dosha-Typen: Passe deine Hautpflege an die individuellen Bedürfnisse und spezifischen Anforderungen des Dosha-Typs deiner Haut an

Hautpflege nach den Doshas

Vielleicht hast du schon einmal von den Doshas gehört. Dosha bedeutet wörtlich übersetzt „was aus dem Gleichgewicht geraten kann“. Im Ayurveda bezeichnet „Dosha“ daher die Grundkräfte im Körper, die das Gleichgewicht stören können, wenn sie aus ihrer natürlichen Balance geraten. Man unterscheidet drei Haupt-Doshas: Vata, Pitta und Kapha.

Vata steht für Bewegung und Trockenheit und beeinflusst alle Bewegungsprozesse im Körper, z. B. den Blutkreislauf und die Nerventätigkeit. Vata, mit den Elementen Luft und Äther, hat die Eigenschaften trocken, leicht, kühl, beweglich, fein, rau.

Pitta repräsentiert Hitze und Transformation und steuert Verdauung, Stoffwechsel und Energieproduktion. Pitta, mit den Elementen Feuer und etwas Wasser, hat die Eigenschaften heiß, ölig, scharf, leicht, säurehaltig, flüssig.

Kapha steht für Stabilität und Feuchtigkeit und reguliert die Struktur und die Schmierung im Körper. Kapha, mit den Elementen Erde und Wasser, hat die Eigenschaften schwer, kühl, ölig, weich, stabil, langsam, feucht.

Lass uns nun schauen, was das Konzept der Doshas in Bezug auf die Haut bedeutet. Wie du bereits weißt, ist der funktionierende Gewebeaufbau, also der Stoffwechsel, essenziell für eine strahlende und gesunde Haut. Wenn dein Stoffwechsel und die Gewebeumwandlung im Gleichgewicht sind, zeigt sich dies deutlich auf der Haut. Es ist, als hätte deine Haut ihren eigenen kleinen Zen-Garten gefunden.

Das Strahlen, das Ayurveda als Ojas bezeichnet, ist das ultimative Zeichen für Gesundheit und Wohlbefinden. Ojas, die Essenz aller Gewebe im Körper, manifestiert sich in einer Haut, die glatt, klar und elastisch ist. Unabhängig von deiner individuellen Konstitution, die die Grundbeschaffenheit deiner Haut beeinflusst, und auch von deinem Alter sieht gesunde Haut immer fantastisch aus.

Eine ausgeglichene Haut zeigt keine übermäßigen Rötungen oder Trockenheit, sondern eine gleichmäßige Textur und einen natürlichen Glow. Sie zeigt an, dass alles im Gleichgewicht ist und dass dein inneres Wohlbefinden sich in deinem äußeren Erscheinungsbild widerspiegelt.

Wenn die Haut aus der Balance gerät, zeigt sie uns das ziemlich deutlich. Manchmal fühlt es sich an, als hätte sie ihre eigene kleine Krise. Das Strahlen weicht, und statt der inneren Ruhe sehen wir Chaos im Spiegel. Jede Dosha-Dominanz hat ihre eigenen speziellen Anzeichen, die sich in unserer Haut widerspiegeln:

- Bei Vata-Dominanz wirkt die Haut trocken, schuppig und fein liniiert – fast so, als ob sie ständig Durst hätte. Sie fühlt sich rau an, wie Sandpapier, und der Teint wirkt oft fahl und müde.
- Pitta-Ungleichgewichte sind nicht zu übersehen: Rötungen, Entzündungen und unangenehme Akne zeigen sich deutlich. Die Haut fühlt sich heiß an, als ob sie ständig aufgebracht wäre, und reagiert empfindlich auf jede noch so kleine Provokation.
- Kapha-Doshas, die aus der Balance geraten, machen die Haut ölig und glänzend. Verstopfte Poren, Mitesser und manchmal sogar Zysten sind dann an der Tagesordnung. Die Haut wirkt schwer und dick, oft begleitet von Schwellungen und unangenehmen Wasseransammlungen.

Eigenschaften der Haut nach den drei Doshas

Um diesen „Haut-Drama-Queens“ beizukommen, werden wir nun etwas tiefer in die Doshas, die Analyse der Gesichtsbereiche und in die wirkungsvollsten Maßnahmen im Ayurveda einsteigen. Mit dieser gezielten Analyse und der richtigen Pflege bringst du deine Haut wieder ins Gleichgewicht und holst ihr natürliches Strahlen zurück.

Die Gesichtskarte auf der folgenden Seite zeigt dir, welche Gesichtsbereiche von einer Dosha-Disbalance in der Regel vorwiegend beeinflusst werden und wo Irritationen verstärkt auftreten.

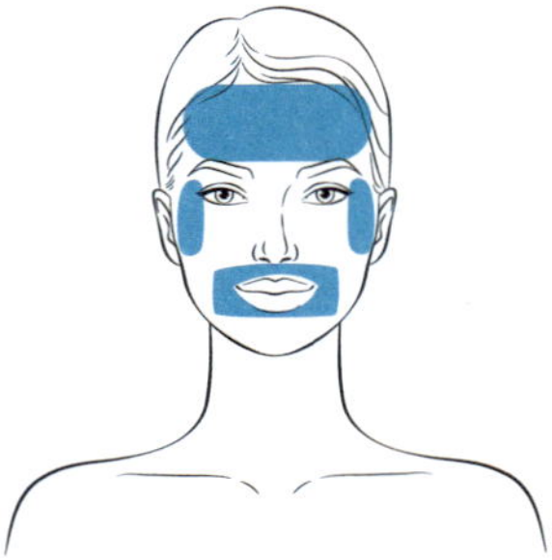

Vata-Gesichtskarte

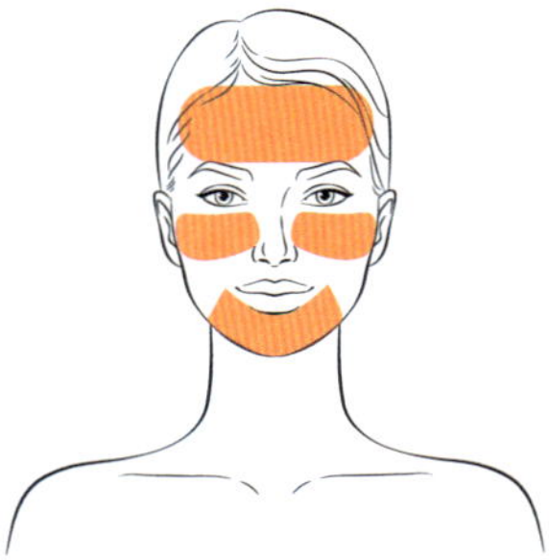

Pitta-Gesichtskarte

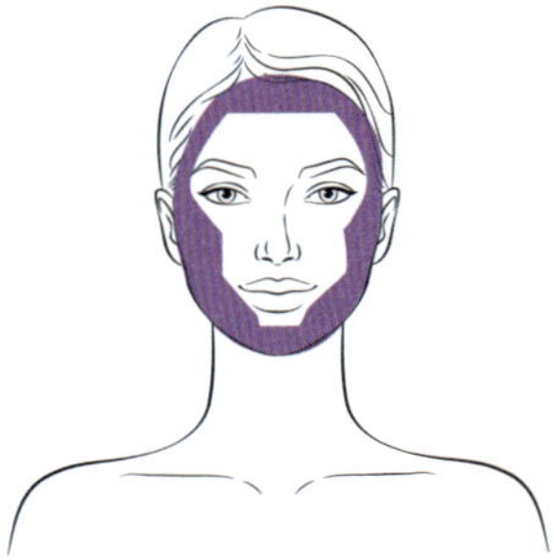

Kapha-Gesichtskarte

Vata-Gesichtskarte: Ein Übermaß an Vata zeigt sich in deiner Haut durch Trockenheit, vorzeitige Alterung und Falten auf der Stirn, um die Augen und Lippen sowie an den unteren Wangen neben dem Mund. Diese Bereiche im Gesicht werden oft von einem Vata-Ungleichgewicht beeinflusst und zeigen Anzeichen von Falten oder Trockenheit. Wenn du diese Symptome bemerkst, wird deine Haut von nährenden Ölen und Fetten profitieren.

Pitta-Gesichtskarte: Pitta macht sich in deiner Haut durch Hitze, Wärme und eine leichte Öligkeit in der T-Zone bemerkbar. Pitta-Haut neigt zu Rötungen, Akne, Rosazea und häufigen Ausbrüchen. Diese Gesichtszonen sind besonders anfällig für Ungleichgewichte, die mit zu viel Hitze zu tun haben. Wenn du empfindliche Haut mit leichter Fettigkeit in der T-Zone und/oder rosigen Wangen hast, hilft dir eine kühlende Pflegeroutine in dieser Zeit am meisten.

Kapha-Gesichtskarte: Kapha zeigt sich in deiner Haut durch Fettigkeit, Mitesser, Verstopfungen und allgemeine Stagnation im äußeren Bereich des Gesichts. Diese Gesichtszonen sind anfällig für Ausbrüche, wenn ein Kapha-Ungleichgewicht vorliegt. Solltest du diese Symptome bemerken, profitiert deine Haut von unseren Kräutern.

Die folgende Übersicht fasst zusammen, wie die drei ayurvedischen Hauttypen in der Balance aussehen und wie sie sich bei Stress verhalten.

Vata-Haut

Die schöne Vata-Haut ...	Unter Stress neigt Vata-Haut zu ...
• ist zart • ist dünn, mit sehr feinen Poren • ist kühl bei Berührung • neigt dazu, sich trocken und gespannt anzufühlen • hat dunkleren Teint, oft mit weißlichen oder blaugrauen Untertönen • bräunt leicht	• vorzeitiger Faltenbildung • dunklen Ringe unter den Augen • fahlem Teint • einem Mangel an Leuchtkraft • übermäßiger Trockenheit, schuppiger Haut, trockenen Flecken • spröden, rissigen Lippen

Pitta-Haut

Die schöne Pitta-Haut ...	Unter Stress neigt die Pitta-Haut zu ...
• ist weich und strahlend • ist warm bei Berührung • ist rosig • ist glänzend • hat größere Poren in der T-Zone • ist hell und möglicherweise mit Sommersprossen • ist in der T-Zone öliger als der Rest des Gesichts • brennt leicht	• allergischen Reaktionen und Hitzewallungen • Rötung und Entzündung, Fleckenbildung • vergrößerten Poren in der T-Zone • übermäßiger Fettigkeit in der T-Zone mit Mitessern, Mitessern und Pickeln • Akne und Rosazea

Kapha-Haut

Die schöne Kapha-Haut ...	Unter Stress neigt Kapha-Haut zu ...
• ist dick und weich • ist kühl bei Berührung • ist feucht und ölig • hat große Poren • ist blass • bräunt leicht • zeigt nur langsam Anzeichen der Hautalterung	• Verstopfung • Wassereinlagerungen • übermäßiger Fettigkeit, vergrößerten Poren, Mitessern, Glanz • zystischer Akne • stumpfem Aussehen • tiefen Falten • Narbenbildung

Test: Welches Haut-Haar-Nägel-Dosha habe ich?

Bevor du mit dem Test beginnst, nimm dir einen Moment Zeit, um dich im Spiegel zu betrachten. Schau dich liebevoll und ohne Bewertung an. Spüre die Textur deiner Haut im Gesicht und am Körper. Denke darüber nach, wie deine Haut, Haare und Nägel in verschiedenen Situationen reagieren und welche natürlichen Tendenzen sie haben.

Dann mach den Test und kreuze die Aussagen an, die auf dich zutreffen. Zähle sie am Ende zusammen, um dein dominierendes Dosha zu erkennen.

Vata-Hauttyp

Die Haut …

- ☐ erscheint rau.
- ☐ ist wenig mit Feuchtigkeit versorgt und neigt zur Trockenheit.
- ☐ fühlt sich in der Textur rau an.
- ☐ wirkt dünn und zart.
- ☐ wirkt in der Farbe matt und dunkel.
- ☐ hat einen stumpfen Teint.
- ☐ hat kleine Poren.
- ☐ fühlt sich kühl an; auch Füße und Hände bleiben die meiste Zeit kühl.
- ☐ neigt zu Rissen.
- ☐ ist unempfindlich gegenüber Sonne und Hitze.
- ☐ schwitzt weniger.
- ☐ verträgt trockenes, kaltes und windiges Wetter schlecht.
- ☐ neigt zu Trockenheit, frühen Falten, rissiger Haut.
- ☐ Die Wimpern sind trocken, dünn und spärlich.
- ☐ Die Wangen wirken eingefallen und trocken.

Haare ...

- ☐ sind oft dünn, fein und neigen zu Trockenheit.
- ☐ haben die Tendenz zu Haarausfall oder Haarbruch.
- ☐ können spröde und rau sein.
- ☐ wachsen evtl. langsam.
- ☐ Die Kopfhaut neigt zu Trockenheit und Schuppenbildung.

Die Nägel ...

- ☐ sind tendenziell dünn und brüchig.
- ☐ können leicht einreißen oder splittern.
- ☐ sind häufig blass.
- ☐ können eine raue Oberfläche haben.
- ☐ wachsen oft langsam.

Pitta-Hauttyp

Die Haut ...

- ☐ ist leicht fettig und mäßig mit Feuchtigkeit versorgt.
- ☐ fühlt sich in der Textur weich an.
- ☐ ist mittelstark und wirkt zart.
- ☐ erscheint sanft glänzend mit rosa und rötlichen Tönen.
- ☐ hat einen glatten und strahlenden Teint.
- ☐ hat mittelgroße Poren.
- ☐ empfindet Wärme in der Haut; Füße und Hände fühlen sich warm an.
- ☐ neigt zu vielen Muttermalen, Hautausschlägen oder Sommersprossen.
- ☐ verträgt weniger Sonne, ist möglicherweise lichtempfindlich.
- ☐ neigt zu Sonnenbränden.
- ☐ schwitzt übermäßig oder hat Schweißausbrüche.
- ☐ verträgt heißes Wetter schlecht.
- ☐ neigt bei scharfen Gerichten schnell zu Rötungen.

- ☐ Die Wimpern sind dünn und spärlich, wirken aber nicht trocken.
- ☐ Die Wangen sind flach und wirken glatt.

Die Haare ...

- ☐ sind oft mitteldick und haben eine seidige Textur.
- ☐ neigen zu Fettigkeit, die schnell ölig werden kann.
- ☐ haben eine Tendenz zu frühem Ergrauen.
- ☐ sind evtl. von verstärktem Haarausfall betroffen.
- ☐ Die Kopfhaut kann empfindlich sein und zu Rötungen oder Irritationen neigen.

Die Nägel ...

- ☐ sind meist glatt und von mittlerer Dicke.
- ☐ sind robust.
- ☐ können bei extremen Temperaturen empfindlich sein.
- ☐ neigen zu Rötungen oder Irritationen, wenn scharfe Lebensmittel konsumiert werden.
- ☐ wachsen normalerweise schnell und gleichmäßig.

Kapha-Hauttyp

Die Haut ...

- ☐ wirkt im Gesicht zart und gefällig.
- ☐ ist oft übermäßig feucht und erscheint ölig und fettig.
- ☐ fühlt sich in der Textur weich und prall an.
- ☐ ist dicker.
- ☐ wirkt glänzend.
- ☐ hat einen glatten und geschmeidigen Teint.
- ☐ hat große Hautporen.
- ☐ fühlt sich oft nasskalt oder normal an.
- ☐ neigt dazu, fettig zu sein.

- ☐ ist weniger empfindlich gegenüber Sonne.
- ☐ schwitzt normal oder mäßig.
- ☐ verträgt nasses Wetter schlecht, neigt zu Juckreiz.
- ☐ sieht bei trockenem und heißem Wetter gesünder aus.
- ☐ Die Wimpern sind lang und wirken fettig.
- ☐ Die Wangen wirken prall.

Die Haare …

- ☐ sind oft dick, stark und haben eine glänzende Textur.
- ☐ neigen zu Fettigkeit, die schnell ölig werden kann.
- ☐ sind in der Regel gesund und widerstandsfähig.
- ☐ haben eine langsame Tendenz zum Ergrauen.
- ☐ Die Kopfhaut produziert viel Talg, was zu einer öligen Kopfhaut führen kann.

Die Nägel …

- ☐ sind oft dick und stark.
- ☐ neigen dazu, fettig zu sein.
- ☐ sind glatt und robust.
- ☐ neigen bei feuchtem Wetter zu Problemen wie Nagelpilz.
- ☐ haben oft eine gesunde Farbe und sind weniger empfindlich gegenüber äußeren Einflüssen.

Auswertung

Hauttyp	Zutreffende Punkte
Vata:	
Pitta:	
Kapha:	

Das Wissen über dein vorherrschendes Dosha hilft dir dabei, gezielte Maßnahmen zu ergreifen, um deine Haut bestmöglich zu versorgen und ihr Gleichgewicht zu erhalten oder wiederherzustellen. Damit sich die Haut gut anfühlt und optimal aussieht, solltest du genau die gegenteiligen Eigenschaften deines vorherrschenden Haut-Doshas kultivieren.

Wenn deine Haut beispielsweise von Vata geprägt ist (Eigenschaften: kalt, leicht, trocken, beweglich, rau) und sich durch Trockenheit und Rauheit zeigt, macht es Sinn, feuchtigkeitsspendende und wärmende Eigenschaften zu stärken. Dies kann durch die Anwendung von reichhaltigen Ölen wie Sesamöl, warmen Bädern, Masken mit fetthaltigen Zutaten wie Avocado und die Feuchtigkeit in Aloe vera erreicht werden.

Wenn deine Haut von Pitta dominiert wird (Eigenschaften: heiß, scharf, leicht ölig, intensiv, durchdringend) und sich durch Rötungen oder Empfindlichkeit äußert, solltest du kühlende und beruhigende Produkte verwenden. Aloe-vera-Gel, Gurkenmasken und Kokosöl sind hier besonders hilfreich.

Für Kapha-geprägte Haut (Eigenschaften: schwer, feucht, kalt, stabil, glatt), die zu öliger und schwerer Haut neigt, sind leichte, wärmende und adstringierende Pflegeprodukte ideal. Zitrone, Teebaumöl und Rosenwasser können helfen, überschüssiges Öl zu reduzieren und die Haut zu erfrischen.

In unserem Rezeptteil (siehe S. 89) findest du einige auf deine Haut abgestimmte Rezepturen, die du ganz leicht selbst zubereiten kannst.

Für *alle* Hauttypen ist es allerdings erst einmal wichtig, folgende Schritte in die tägliche Pflegeroutine zu integrieren, und zwar morgens und abends:

- Reinigen: entfernt Schmutz, Hautschüppchen, Unreinheiten.
- Tonen: klärt die Haut, verkleinert die Poren und erfrischt.
- Feuchtigkeit spenden: versorgt die Haut mit Feuchtigkeit und schützt sie vor dem Austrocknen.

Klingt nach unserer westlichen Standardprozedur, nicht? Diese Routine an sich macht viel Sinn, und wenn du sie nun noch mit den passenden Inhaltsstoffen umsetzt, dann wird sich deine Haut mit Sicherheit wie das weiter vorne im Buch beschriebene Bett anfühlen!

Öle für die Hautpflege

Die große Bedeutung von Ölen im Ayurveda hast du bereits kennengelernt. Viele können sowohl äußerlich als auch innerlich angewendet werden (siehe S. 44). Hier stellen wir dir die Öle, die rein für die äußerliche Anwendung herangezogen werden, vor – und für welchen Dosha-Typ sie sich eignen.

Calendulaöl, auch bekannt als Ringelblumenöl, ist reich an entzündungshemmenden und heilenden Eigenschaften, die besonders bei empfindlicher und irritierter Haut wohltuend wirken. Es fördert die Zellregeneration und ist ideal zur Behandlung von trockener, rissiger oder sonnenverbrannter Haut. Aufgrund seiner beruhigenden Wirkung wird es häufig für Pitta-Haut verwendet, um Hitze und Irritationen zu reduzieren.

Hanföl ist reich an Omega-3- und Omega-6-Fettsäuren, die entzündungshemmend wirken und die Hautregeneration fördern. Es ist ein hervorragendes Öl zur Pflege von trockener und reifer Haut, da es die Hautelastizität verbessert und den Feuchtigkeitsgehalt erhöht. Hanföl ist für alle Hauttypen geeignet, besonders jedoch für Vata-Haut, da es nährend und ausgleichend wirkt.

Mandelöl ist ein sanftes Öl, das reich an Vitamin E und ungesättigten Fettsäuren ist. Es eignet sich hervorragend zur Pflege empfindlicher und trockener Haut. Es dringt tief in die Haut ein, fördert die Regeneration und hinterlässt die Haut weich und geschmeidig.

Nachtkerzenöl enthält einen hohen Gehalt an Gamma-Linolensäure, einer essenziellen Fettsäure, die entzündungshemmende und regenerierende Eigenschaften besitzt. Es ist besonders wirksam bei der Behandlung von Ekzemen, Akne und reifer Haut, da es die Hautbarriere stärkt und die Feuchtigkeit speichert. Nachtkerzenöl wird oft für Vata-Haut verwendet, da es beruhigend und ausgleichend wirkt.

Neemöl ist bekannt für seine antibakteriellen, antifungalen und entzündungshemmenden Eigenschaften. Es wird oft zur Behandlung von Hautproblemen wie Akne, Ekzemen und Psoriasis verwendet. Neemöl ist besonders geeignet für Kapha- und Pitta-Haut, da es reinigend und kühlend wirkt.

Sandelholzöl wird aufgrund seiner beruhigenden und ausgleichenden Eigenschaften geschätzt. Es hilft, Hautirritationen zu lindern, und wird oft für Pitta-Haut verwendet, um Entzündungen zu reduzieren und die Haut zu beruhigen.

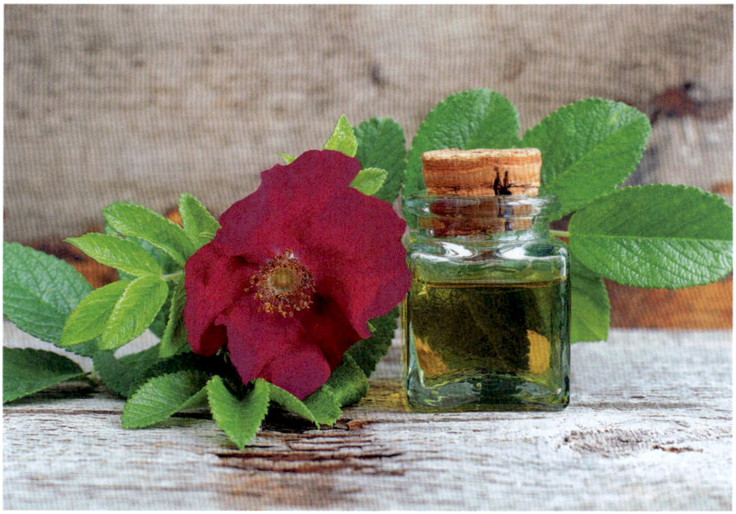

Wildrosenöl ist bekannt für seine Fähigkeit, die Haut zu erneuern und Narben sowie Pigmentflecken zu reduzieren.

Wildrosenöl (Hagebuttenkernöl) ist reich an Vitamin A, Vitamin C und essenziellen Fettsäuren. Es ist bekannt für seine starken regenerativen Eigenschaften und seine Fähigkeit, die Haut zu erneuern und Narben sowie Pigmentflecken zu reduzieren. Wildrosenöl ist ideal für reife, trockene und sonnengeschädigte Haut und wird häufig verwendet, um Pitta-Haut zu beruhigen und die Haut zu revitalisieren. Aufgrund seiner leichten Textur und stimulierenden Eigenschaften eignet es sich auch hervorragend für Kapha-Haut, da es die typischen schweren und stagnierenden Eigenschaften dieser Haut ausgleicht. Da Wildrosenöl sich bei Sonneneinstrahlung leichter verflüchtigt, eignet es sich ideal als Nachtpflege, denn so kann es seine Wirkung über einen längeren Zeitraum entfalten. Die Haut regeneriert sich während der Ruhephase.

Jojobaöl wird, obwohl es technisch gesehen ein flüssiges Wachs ist, oft als Basisöl verwendet. Es ähnelt dem natürlichen Talg der Haut und ist daher sehr gut verträglich. Jojobaöl ist für alle Hauttypen geeignet und hilft, die Haut zu hydratisieren, ohne die Poren zu verstopfen.

Wirkstoff- und Samenöle sind aufgrund der hohen Empfindlichkeit gegenüber Licht und Oxidation, also der Reaktion mit Sauerstoff, oft instabil und werden daher in Kombination mit stabilisierenden Basisölen verwendet, um ihre Haltbarkeit zu verlängern und ihre Wirksamkeit zu maximieren.

Hautkrankheiten aus Sicht des Ayurveda

Während in der Schulmedizin einzelne Krankheiten genau benannt werden, fasst Ayurveda verschiedene Krankheitsbilder unter einem Sammelbegriff zusammen, der nur bedingt auf moderne Krankheitsbilder übertragbar ist. Dies ist wichtig für das Verständnis und die Anwendung der Empfehlungen und Rezepte in diesem Buch. Diagnosen wie Akne, Neurodermitis oder Rosazea werden in der Schulmedizin zwar unterschiedlich benannt, im Ayurveda jedoch ähnlich behandelt. Das liegt daran, dass Ayurveda nicht nur darauf abzielt, Symptome zu behandeln, sondern ein Gleichgewicht der Systeme wiederherzustellen und möglichst die Ursache der Erkrankung zu eliminieren.

Folgendes Beispiel mag das veranschaulichen. Stell dir vor, ein Waldbrand bricht aus. Eichen, Buchen, Fichten, Birken, Kiefern, Farne, Sträucher, Büsche, Walderdbeeren und Brombeeren – alles steht in Flammen. Was tun wir in dieser Situation? Genau, wir alarmieren die Feuerwehr. Mit wie vielen verschiedenen Löschmitteln versucht die Feuerwehr nun, das Feuer zu bekämpfen? Unterscheidet sie zwischen den einzelnen Baumsorten? Nein, sie nimmt nicht für Buchen ein anderes Löschmittel als für Kiefern. Wichtig ist allein, das Feuer zu löschen.

Genauso geht auch der Ayurveda vor. Im Ayurveda schauen wir uns die Eigenschaften der Krankheiten an und fassen diese in Gruppen zusammen. Hautkrankheiten wie Neurodermitis, Akne oder Rosazea, die fast immer mit entzündlichen Erscheinungen einhergehen, werden ähnlich behandelt, weil sie ähnliche Symptome zeigen.

Der Behandlungsansatz im Ayurveda bei Neurodermitis, Colitis Ulcerosa (Dickdarmentzündung), Sinusitis (Nebenhöhlenentzündung) und Konjunktivitis (Bindehautentzündung) ist ähnlich. Wenn Betroffene mit diesen Beschwerden in ein Krankenhaus gehen, landen sie in vier unterschiedlichen Abteilungen: Neurodermitis in der Hautklinik, Colitis in der Gastroenterologie, Sinusitis in der HNO- und Konjunktivitis in der Augenklinik. Bildlich gesprochen versucht die Schulmedizin, identische Probleme wie Feuer, Hitze und Brennen mit verschiedenen Feuerwehren, unterschiedlicher Ausrüstung und unterschiedlichen Löschmitteln zu bekämpfen.

Wir sind große Fans der Errungenschaften moderner Akutmedizin. Bei einem Unfall, Herzinfarkt oder Schlaganfall sind wir dankbar für eine moderne Notaufnahme. Wir möchten jedoch auch zeigen, dass im Bereich chronischer Erkrankungen Betroffene im 21. Jahrhundert von einem Wissenstransfer aus dem tausende Jahre alten Ayurveda sehr profitieren können. Besonders der ganzheitliche und individuelle Ansatz im Ayurveda entspricht dem Wunsch von immer mehr Menschen. Denn es geht nicht nur um die Behandlung von Juckreiz, Entzündung und trockener Haut, sondern um die Gestaltung eines neuen Milieus, eines ganzen Lebensumfeldes.

Akne

In den klassischen ayurvedischen Texten wird Akne als „Gesichtsverderber" oder „Jugendpusteln" bezeichnet. Es ist etwas, das wirklich niemand braucht, und schnelle Abhilfe zu schaffen, ist wichtig – auch für die Seele. Akne wird im Ayurveda häufig dem Pitta-Dosha zugeordnet und sollte daher mit kühlenden, entzündungshemmenden Behandlungen, einer sanften Reinigung, stressreduzierenden Aktivitäten und der Vermeidung scharfer, saurer Lebensmittel beruhigt und gelindert werden.

Ekzeme und Neurodermitis

Ekzeme und Neurodermitis mit starkem Juckreiz sowie trockener, geröteter Haut werden im Ayurveda synonym verwendet und sind eine Kombination von Vata und Pitta. Bei Neurodermitis ist oft das Verdauungsfeuer Agni geschwächt.

Die Therapie konzentriert sich auf die Stärkung von Agni und die Linderung von psychosomatischen Störungen, die durch Stress und emotionale Belastungen ausgelöst werden. Dazu werden oft Gesprächstherapie und Entspannungsverfahren eingesetzt. Eine ausgewogene Ernährung wie in unserer Kur mit speziellen Gewürzen und Heilkräutern hilft, das Gleichgewicht im Körper wiederherzustellen. Äußerliche Anwendungen konzentrieren sich auf die Beruhigung der Haut mit Jojoba-, Avocado-, Mandel-, Kokosöl oder Ghee und der Linderung von Juckreiz und Entzündungen, z. B. mit Kurkuma, Neem oder Aloe vera.

Psoriasis

Ayurveda betrachtet Psoriasis (Schuppenflechte) als eine Hauterkrankung, bei der Pitta und Vata gestört sind und durch spezielle

Methoden sehr gute Ergebnisse erzielt werden können. Erfahrungsgemäß kann eine Verbesserung von bis zu 80 Prozent der Beschwerden erreicht werden.

Zur Behandlung gehört eine gezielte Ernährung mit entzündungshemmenden Lebensmitteln, die den Körper ins Gleichgewicht bringt. Kräuter wie Kurkuma, Neem und Aloe vera unterstützen die Heilung und reduzieren Entzündungen. Äußerliche Anwendungen mit Ölen wie Kokosöl oder Ghee beruhigen die Haut und mindern die Schuppenbildung. Entspannungstechniken wie Yoga und Meditation helfen, Stress abzubauen, der die Symptome verschlimmern kann. Sanfte Massagen mit ayurvedischen Ölen fördern die Hautpflege und verbessern die Durchblutung.

Bei der Schuppenflechte zeigt sich die Haut je nach Dosha-Typ unterschiedlich:

- **Vata-Typ:** Trockene Haut, starke Schuppenbildung und intensiver Juckreiz sind typisch. Hier ist die Haut oft rau und schuppig.
- **Pitta-Typ:** Stark gerötete und brennende Haut deutet auf eine entzündliche Komponente hin. Die Haut ist oft heiß und entzündet.
- **Kapha-Typ:** Starker Juckreiz und nässende Hautläsionen sind häufig, wobei die Haut feucht und schleimig wirkt.

Zur Linderung dieser Symptome haben sich ayurvedische Heilkräuter wie Aloe vera, Neem und Amla bewährt.

Urtikaria

Urtikaria, auch Nesselsucht genannt, ist eine vor allem eine Störung von Kapha und Pitta, da sie sich durch juckende, erhabene Hautausschläge zeigt, die oft wie Brennnesselstiche wirken. Nach Ayurveda kann man folgende Maßnahmen ergreifen, um die Symptome zu lindern:

Kräuter wie Aloe vera, Neem und Kurkuma können helfen, die Haut zu kühlen und Entzündungen zu reduzieren. Sie können sowohl innerlich als Tees als auch äußerlich als Hautpasten angewendet werden.

Es ist wichtig, Hautreize zu vermeiden, die durch Kontaktallergien oder unsachgemäße Pflegeprodukte verursacht werden können. Auch der Kontakt mit kaltem Wind sollte minimiert werden, um eine Verschlimmerung der Symptome zu verhindern.

Entspannungstechniken wie Yoga und Meditation helfen, Stress abzubauen, der die Symptome verschärfen kann. Bei Ausleitungsverfahren wie Fasten oder Kuren sollte man besonders vorsichtig sein und sicherstellen, dass diese korrekt durchgeführt werden, um zusätzliche Beschwerden zu vermeiden.

Sonderfall Alopezie

Haarausfall, der Millionen Menschen weltweit betrifft und das Selbstwertgefühl erheblich beeinträchtigen kann, wird in der Schulmedizin meist als Symptom anderer systemischer Störungen betrachtet, wie etwa Schilddrüsenerkrankungen oder hormonelle Veränderungen. Die Schulmedizin unterscheidet dabei zwei Hauptformen:

- Narbenbildende (irreversible) Alopezie: Diese wird durch die Zerstörung der Haarfollikel verursacht, beispielsweise durch Infektionen, Autoimmunerkrankungen oder Verletzungen, die Narbenbildung hervorrufen und das Nachwachsen von Haaren verhindern. Hier stehen entzündliche oder immunologische Prozesse im Vordergrund.
- Nicht-narbenbildende (reversible) Alopezie: Hierbei bleibt der Haarfollikel intakt, und der Haarausfall kann durch hormonelle Veränderungen, Nährstoffmangel (z. B. Eisen oder Zink) oder Medikamente verursacht werden. Diese Form ist potenziell umkehrbar.

Während sich die Schulmedizin auf die Diagnose und Behandlung systemischer Ursachen konzentriert, bietet Ayurveda einen ganzheitlichen Ansatz, der auf das Wiederherstellen des inneren Gleichgewichts abzielt, um die Gesundheit der Haare zu fördern.

Im Ayurveda wird Alopezie als Folge eines Kapha-Dosha-Ungleichgewichts betrachtet. Die Schädigung der Haarfollikel wird als Störung der Stabilität gesehen, die durch ein gestörtes Agni (Verdauungsfeuer) und die Ansammlung von Ama (Stoffwechselrückstände) verursacht werden kann. Diese beeinträchtigen den Nährstofffluss zu den Haarwurzeln und führen zu Haarausfall.

Am Anfang der ayurvedischen Behandlung steht oft eine Pancha-Karma-Kur, die der Entgiftung und Reinigung dient. Ergänzend werden die Ernährung und der Lebensstil angepasst, um das Dosha-Gleichgewicht wiederherzustellen. Äußere Anwendungen wie Kopfhautmassagen mit speziellen Ölen (z. B. Bhringraj- und Amla-Öl) sowie Heilkräuterpackungen (Neem, Brahmi) fördern die Durchblutung und stärken die Haarfollikel.

Pemphigus

Diese Autoimmunerkrankung der Haut ist eine Störung des Kapha- und Pitta-Doshas und gilt auch im Ayurveda als nicht heilbar. Sie führt zu massiver Blasenbildung und extremer Störung der Haut. In Kombination mit schulmedizinischer Behandlung kann Ayurveda helfen, die extrem schmerzhaften Symptome zu lindern.

Dabei ist eine ausgewogene Ernährung, wie wir sie hier empfehlen, wichtig. Bestimmte Kräuter und Gewürze wie Kurkuma, Neem und Aloe vera haben entzündungshemmende und heilende Eigenschaften. Öle wie Kokosöl oder Ghee können auf die Haut aufgetragen werden, um die Blasen zu beruhigen und die Heilung zu fördern. Entspannungstechniken wie Yoga, Meditation und Atemübungen helfen, Stress abzubauen, der die Symptome verschlimmern kann. Durch diese Methoden kann Ayurveda die Symptome von Pemphigus lindern und den Bedarf an Cortison reduzieren, wenn es ergänzend zur schulmedizinischen Behandlung eingesetzt wird.

LEBENSSTIL: EIN GESUNDES LEBEN FÜR EINE STRAHLENDE HAUT

Nach der Ernährung und der äußeren Pflege kommen wir nun zu unserer dritten Säule, den Lebensgewohnheiten. Unser Lebensstil hat einen erheblichen Einfluss auf unser Wohlbefinden und unser Erscheinungsbild. Es geht nicht nur darum, wie wir uns ernähren oder welche Pflegeprodukte wir verwenden, sondern auch um die täglichen Gewohnheiten, die wir pflegen. Ob es sich um unsere tägliche Routine, Methoden zur Stressbewältigung oder unseren Schlaf handelt – all diese Aspekte tragen zu einem ganzheitlichen und gesunden Lebensstil bei. In diesem Kapitel schauen wir uns an, wie du durch bewusste Lebensgewohnheiten dein Wohlbefinden und deine Hautgesundheit nachhaltig fördern kannst.

Haut und Seele: Eine intime Verbindung

Der Satz „Die Haut ist der Spiegel unserer Seele" unterstreicht, wie eng unser seelisches Wohlbefinden mit dem Zustand unserer Haut verknüpft ist. Wenn wir uns emotional unwohl fühlen, zeigt sich das häufig auch auf unserer Haut – und umgekehrt. Unsere Sprache reflektiert diese Beziehung ebenfalls: Wir „fahren aus der Haut" vor Wut oder erleben etwas „hautnah". Diese Ausdrücke verdeutlichen, wie stark Gefühle und Haut miteinander verbunden sind.

Heute wissen wir, dass Stress, Angst und andere psychische Belastungen Hautprobleme verschlimmern oder auslösen können. Umgekehrt können Hautprobleme unser seelisches Wohlbefinden beeinträchtigen. Schwere Fälle von Psoriasis beispielsweise können Depressionen auslösen, und Akne kann soziale Ängste verstärken. Doch eine Verbesserung unseres emotionalen Zustands kann den Heilungsprozess fördern und die Haut gesünder aussehen lassen. Studien zeigen, dass Techniken zur Stressreduktion wie Meditation und Yoga positive Effekte auf Hauterkrankungen haben können. Unser Lebensstil ist also buchstäblich in unserem Gesicht ablesbar:

Wo es Energie gibt, fließt die Lebenskraft. Wo Harmonie ist, findest du Strahlen.

Lebensgewohnheiten umfassen die täglichen Abläufe, Verhaltensweisen und Entscheidungen, die unser Leben prägen. Sie beeinflussen unser körperliches und geistiges Wohlbefinden und spielen eine entscheidende Rolle in unserer allgemeinen Gesundheit. Zur Unterstützung der Hautgesundheit sind neben einer hautgesunden Ernährung und einem Leben im Einklang mit dem natürlichen Tagesrhythmus vor allem folgende Bereiche wichtig für eine gesunde Haut und ein harmonisches inneres Gleichgewicht:

- Rituale und Routinen: Dinacharya
- körperliche Bewegung
- Entspannungs- und Atemtechniken
- gesunde Schlafgewohnheiten

Ein Tagesrhythmus im Einklang mit der Natur

Unser Körper liebt Routine und Harmonie mit der Natur. Ayurveda empfiehlt, unseren Tagesablauf an die natürlichen Rhythmen der Umwelt anzupassen. Das bedeutet, morgens mit der erwachenden Welt aufzustehen und abends zur Ruhe zu kommen, wenn die Sonne untergeht.

Natürlich gibt es unterschiedliche Ansichten darüber, wann der beste Zeitpunkt zum Aufstehen und Schlafengehen ist. Vielleicht liebst du es, morgens etwas länger im Bett zu bleiben und bist dafür abends noch voller Energie, während andere schon längst schlafen. Uns geht es oft genauso. Wir können jedoch nicht leugnen, dass es bestimmte Rhythmen und Prozesse gibt, die sich über den Tag hinweg abspielen und unsere Gesundheit beeinflussen. Forschungen bestätigen nämlich, was der Ayurveda schon seit je empfiehlt.

Der Höhepunkt der Hautreparatur liegt zwischen 21 Uhr und Mitternacht. Daher ist es sinnvoll, vor allem bei Hautthemen vor 22 Uhr zu Bett zu gehen und durchschnittlich sieben bis acht Stunden zu schlafen, um den Hautzellen ausreichend Zeit für ihre regenerativen Prozesse zu geben. In dieser Erholungsphase ist die Haut besonders aufnahmefähig für Pflegestoffe, weshalb eine angepasste Nachtpflege diese natürlichen Regenerations-, Reparatur- und Schutzmechanismen effektiv unterstützen kann.

Außerdem empfehlen wir generell zum Thema Tagesrhythmus:

- Mittags, wenn die Sonne am höchsten steht und die Verdauungskraft am stärksten ist, ist die beste Zeit für die Hauptmahlzeit des Tages. Nimm dir Zeit, um in Ruhe zu essen und deine Mahlzeit zu genießen.
- Abends, wenn die Energie der Natur zur Ruhe kommt, solltest du dich auf Entspannung einstellen. Lass den Tag nicht mit Fernsehen, digitalen Medien oder aufregenden Geschichten ausklingen, sondern lieber entspannt und friedlich beim Lesen oder einem Spaziergang.

Weiß deine Haut, wie spät es ist?

Deine Haut folgt einem präzisen zirkadianen Rhythmus, beeinflusst vom Sonnenlauf – eine natürliche Uhr, die tief in unserer Biologie verankert ist. Diese innere Uhr steuert zahlreiche Funktionen der Hautzellen, darunter die Zellteilung und die Anpassung an Temperaturveränderungen und Hautdurchlässigkeit.

Während des Tages schaltet die Haut in den Schutzmodus, um sich gegen UV-Strahlung, Umweltverschmutzung und freie Radikale zu verteidigen. In der Nacht jedoch, wenn die Welt zur Ruhe kommt, beginnt sie, sich intensiv zu regenerieren. Die Durchblutung nimmt zu, was die Kollagenproduktion und die Reparatur von Sonnenschäden fördert – ein natürlicher Prozess, der Faltenbildung und Altersflecken entgegenwirkt.

Die Dunkelheit der Nacht stimuliert die Ausschüttung der Hormone Melatonin und Somatropin. Melatonin hat starke antioxidative Eigenschaften, die die Haut vor den schädlichen Auswirkungen freier Radikale schützen. Somatropin, ein Wachstumshormon, fördert die Zellteilung und spielt eine entscheidende Rolle in der Hauterneuerung.

Melatonin, oft als Schlafhormon bezeichnet, ist entscheidend für die Regulierung des Schlaf-wach-Rhythmus. Zudem hat es eine starke antioxidative Wirkung, die den Körper vor freien Radikalen schützt. Es kann nicht direkt über die Ernährung aufgenommen werden, da es im Verdauungstrakt inaktiviert wird. Dennoch können bestimmte Lebensgewohnheiten wie regelmäßige Schlafenszeiten, eine dunkle Schlafumgebung und der Konsum von Lebensmitteln, die die Melatoninproduktion fördern – z. B. Datteln und Nüsse oder unsere spezielle Dattelmilch (siehe S. 126) – die natürliche Produktion und Ausschüttung von Melatonin unterstützen. Diese Maßnahmen tragen zur optimalen Synthese und Freisetzung des Hormons bei und fördern so einen erholsamen Schlaf und Schutz vor oxidativem Stress.

Somatropin ist entscheidend für das Wachstum und die Zellerneuerung im Körper, da es die Zellteilung und das Zellwachstum in Geweben wie Muskeln und Knochen fördert. Es kann nicht direkt über die Ernährung aufgenommen werden, da es wie Melatonin im Verdauungstrakt inaktiviert wird. Allerdings können bestimmte Lebensgewohnheiten wie eine proteinreiche Ernährung, gesunder Schlaf, regelmäßige Bewegung und Fastenperioden die natürliche Produktion und Ausschüttung von Somatropin unterstützen.

Ayurvedische Rituale und Routinen

Dinacharya, die ayurvedische Praxis eines täglichen Rituals, orientiert sich am natürlichen Rhythmus der Sonne und fördert das allgemeine Wohlbefinden. Dinacharya bedeutet wörtlich „der Sonne folgend". Für eine strahlende Haut und innere Ausgeglichenheit solltest du auf jeden Fall eine Dinacharya, also eine tägliche Routine entwickeln.

Die klassische Dinacharya im Ayurveda umfasst typischerweise etwa zwölf bis 15 Punkte. Diese Punkte können je nach Quelle und Tradition leicht variieren, aber im Allgemeinen beinhalten sie folgende Aktivitäten:

- Aufstehen am frühen Morgen
- Zungenreinigung
- Mundspülung
- Zähneputzen
- Nasenspülung
- Augenpflege
- Ölmassage
- Trockenmassage
- Duschen oder Baden
- Körperpflege
- Meditation oder Gebet
- Yoga oder körperliche Bewegung
- Frühstück (Nahrungsaufnahme)
- Arbeit und Tagesaktivitäten
- abendliche Entspannung und Schlafenszeit

Je nach der Zeit, die dir zur Verfügung steht, kannst du die tägliche Routine natürlich etwas kürzen. Wie deine persönliche Dinacharya aussieht, hängt ganz von deinen Vorlieben und deinem Alltag ab. Wir haben dir einige Empfehlungen zusammengestellt, die sich leicht in den Alltag integrieren lassen – auch mit Job und Kindern

– und besonders effektiv sind. Außerdem findest du nachfolgend weitere kleine Rituale aus der klassischen ayurvedischen Dinacharya, die du nach und nach ergänzen kannst, wenn du möchtest.

Morgendliche Rituale

Zungenschaben (Jihwa Prakshalana): Mit einem kleinen Edelstahl-Zungenschaber entfernst du über Nacht angesammelte Bakterien und Toxine von der Zunge. Das sorgt für frischen Atem und unterstützt die Mundhygiene. Gleichzeitig fördert es die Verdauung und kann sich positiv auf deine Haut auswirken. So startest du frisch und gepflegt in den Tag – und das fühlt sich einfach gut an.

Hydratation: Beginne deinen Morgen mit einer Tasse warmen Agni-Tees, der aus Kardamom, Anis, Fenchel, Kümmel, Koriander und getrocknetem Ingwer zubereitet wird. Diese ayurvedische Kräutermischung regt das Verdauungsfeuer an und unterstützt eine klare und hydratisierte Haut, da eine ausreichende Flüssigkeitszufuhr die Haut mit Feuchtigkeit versorgt und Schadstoffe entfernt.

Gesichtsreinigung: Reinige dein Gesicht nach unseren Empfehlungen (siehe S. 101) für deinen Hauttyp, um Schmutz, überschüssiges Öl und abgestorbene Hautzellen zu entfernen.

Abendliche Rituale

Agni-Tee: Auch am Abend ist der Agni-Tee ein wertvoller Begleiter, der dir hilft, zur Ruhe zu kommen und den Tag ausklingen zu lassen. Die wärmenden Gewürze unterstützen die Verdauung, fördern die innere Wärme und tragen zur Entspannung des Körpers bei. Dadurch kann der Agni-Tee helfen, den Geist zu beruhigen und dich auf eine erholsame Nacht vorzubereiten, was wiederum wichtig für die nächtliche Hautregeneration ist.

Sanftes Dehnen oder Yoga: Ein paar Minuten sanftes Dehnen oder eine kurze Yogapraxis vor dem Schlafengehen können helfen, Spannungen im Körper zu lösen und den Geist auf den Schlaf vorzubereiten. Diese Praxis fördert die Durchblutung, entspannt den Körper und beruhigt den Geist.

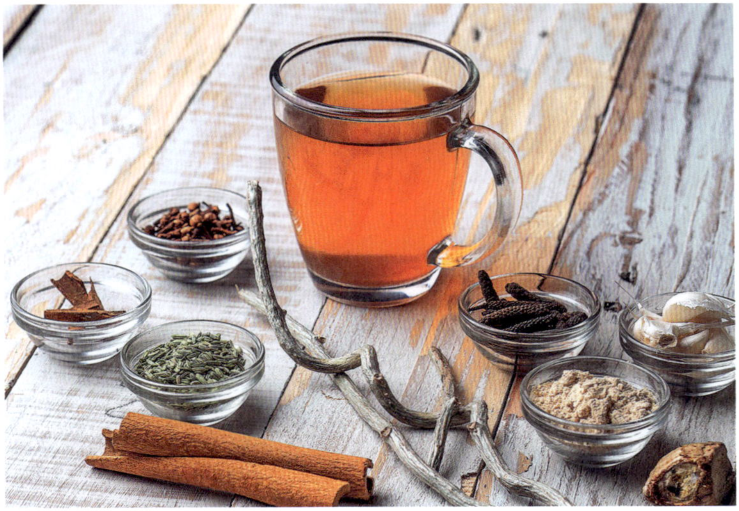

Die wärmenden Gewürze des Agni-Tees helfen dir, zur Ruhe zu kommen und den Tag ausklingen zu lassen.

Meditation: Meditation ist eine wunderbare Methode, um den Geist zu beruhigen und den Tag in Ruhe ausklingen zu lassen. Wir lieben die Meditation mit der Kerze, die du auf Seite 80 beschrieben findest. Diese Praxis hilft dir, störende Gedanken loszulassen und eine tiefere innere Ruhe zu finden, was wiederum zu einem erholsamen Schlaf beiträgt und die nächtliche Hautregeneration unterstützt.

Dankbarkeit: Du musst nicht unbedingt ein Dankbarkeitstagebuch schreiben, aber es ist eine sehr schöne Methode, immer mal wieder darin zu blättern und dir bewusst zu machen, wie viel Schönes es gibt. Wir haben ein kleines Ritual, das wir gerne teilen: Jeden Abend, bevor wir einschlafen, erzählen wir uns kurz unser Highlight des Tages, um die schönen Dinge zu würdigen. Das hilft uns, den Tag positiv abzuschließen und uns auf die guten Dinge im Leben zu konzentrieren. Wenn du mit einem Lächeln einschläfst, tust du nicht nur deiner Seele etwas Gutes, sondern auch deiner Haut.

Rituale für den ganzen Tag

Regelmäßige Pausen: Plane regelmäßige kurze Pausen während des Tages ein, um dich zu strecken und tief durchzuatmen. Am besten stellst du dir dafür einmal in der Stunde einen Wecker. Diese kleinen Auszeiten helfen dir, Stress abzubauen und die Durchblutung zu fördern, was auch die Gesundheit deiner Haut unterstützt.

Achtsames Essen: Nimm dir Zeit für deine Mahlzeiten und iss bewusst, ohne Ablenkungen. Dadurch verbesserst du die Verdauung und die Aufnahme von Nährstoffen, was sich direkt positiv auf deine Haut auswirken kann.

Ausreichend Wasser trinken: Achte darauf, über den Tag verteilt genügend Wasser zu trinken. Eine gute Hydratation ist wichtig, um die Haut feucht und geschmeidig zu halten. Stell dir eine Flasche Wasser in Sichtweite und trinke regelmäßig kleine Schlucke. So hilfst du deinem Körper, die ausscheidungspflichtigen Stoffe auszuspülen und deine Haut gesund zu erhalten.

Es gibt noch weitere Rituale, die du ergänzend hinzufügen kannst. Du kannst sie ganz nach deinen Bedürfnissen und deinem Zeitplan in deine tägliche Routine integrieren. Sie bieten nicht nur körperliche Vorteile, sondern auch Momente der Entspannung und Selbstfürsorge.

Ölziehen: Zieh vor dem ersten Kaffee 1 EL Kokos- oder Sesamöl 10–15 Minuten lang durch die Zähne. Diese Praxis entfernt Bakterien und Toxine aus dem Mund, verbessert die Mundgesundheit und unterstützt die Entgiftung des Körpers. Das kann nicht nur zu frischem Atem und helleren Zähnen führen, sondern auch die Haut positiv beeinflussen.

Abhyanga (Selbstmassage): Die Anwendung von warmem Öl auf dem Körper und eine sanfte Massage fördern die Durchblutung und die Lymphdrainage. Diese Praxis nährt die Haut und trägt zu einer verbesserten Hauttextur und einem gesunden Glanz bei.

Garshana (Trockenmassage): Bei der Garshana wird die Haut mit einem Seidenhandschuh oder einer speziellen Bürste sanft massiert. Diese Technik regt die Durchblutung an, entfernt abgestorbene Hautzellen und unterstützt den natürlichen Entgiftungsprozess des Körpers. Sie kann zudem das Hautbild verbessern und Cellulite reduzieren.

Augenpflege (Netra Tarpana): Die Augen sind im Ayurveda besonders wichtig und verdienen besondere Pflege. Du kannst sie täglich mit lauwarmem Wasser waschen und mit sanften Augenübungen entspannen. Ein weiterer Tipp ist die Anwendung von speziellen ayurvedischen Augenölen oder Ghee, um die Augen zu kühlen und zu nähren.

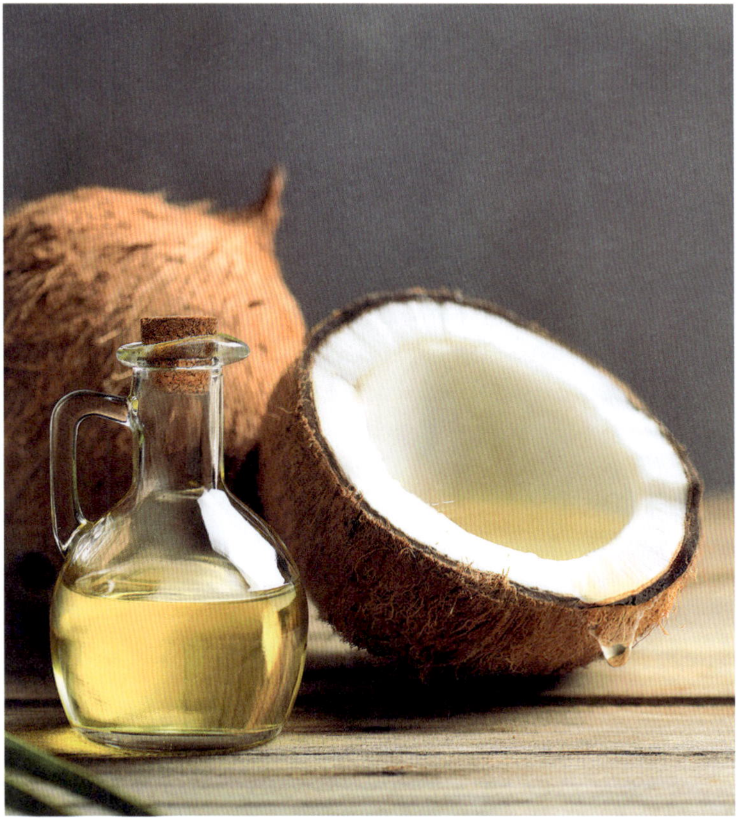

Zieh vor dem ersten Kaffee Kokos- oder Sesamöl durch die Zähne. Diese Praxis entfernt Bakterien und Toxine aus dem Mund und unterstützt die Entgiftung des Körpers.

Bewegung für Körper und Seele

Regelmäßige Bewegung ist nicht nur Balsam für den Körper, sondern lässt auch die Haut strahlen. Keine Sorge, du musst dafür nicht gleich zum Fitnessfreak werden – kleine, alltagstaugliche Einheiten reichen völlig aus. Ayurveda-Experten schwören darauf, sich mindestens fünfmal pro Woche zu bewegen, bis der Schweiß fließt. Denn das Schwitzen hilft dabei, Giftstoffe loszuwerden, und bringt den Kreislauf ordentlich in Schwung. Und das Beste: Es beruhigt den Geist und lässt dich innerlich wie äußerlich strahlen.

Starte deinen Tag beispielsweise mit ein paar Sonnengrüßen. Sanfte Yogaübungen wie der herabschauende Hund oder die Kobra (siehe unten) sind perfekte Muntermacher. Sie fördern die Durchblutung und helfen, den Körper zu entgiften, mehr noch, wenn du dabei auch ein bisschen Atemübungen (Pranayama) einbaust. Das klärt den Geist und macht dich bereit für den Tag.

Alltagsbewegung

Aber es muss nicht immer Yoga sein. Ein einfacher Spaziergang, sei es am Morgen, in der Mittagspause oder abends, ist genauso effektiv. Ein bisschen frische Luft schnappen, den Kopf freibekommen und dabei ganz nebenbei den Kreislauf ankurbeln – Bewegung kann sehr einfach sein. Auch Tanzen, sei es im Club oder allein zu Hause, bringt nicht nur den Körper in Schwung, sondern auch die Seele zum Lächeln.

Und dann wären da noch die vielen kleinen Möglichkeiten, sich im Alltag fit zu halten: Treppensteigen statt Aufzugfahren, eine Runde Radfahren oder Schwimmen. Selbst leichtes Krafttraining mit Liegestützen und Kniebeugen kann Wunder wirken. Stretching am Morgen oder vor dem Schlafengehen verbessert die Flexibilität und beugt Verspannungen vor. Sogar ein paar Jumping Jacks zwischendurch können schon Wunder bewirken.

Diese kleinen Bewegungseinheiten lassen sich super in den Alltag integrieren und sorgen dafür, dass du dich rundum wohlfühlst. Das Ziel ist, mindestens fünfmal pro Woche so aktiv zu werden, dass du ins Schwitzen kommst. So strahlt nicht nur deine Haut, sondern du fühlst dich auch fit und vital.

Yoga

Yoga ist weit mehr als eine körperliche Betätigung. Durch gezielte Atemtechniken in Verbindung mit bestimmten Übungen kannst du nicht nur den Blutfluss zu deinen Verdauungsorganen anregen, sondern auch den Vagusnerv stimulieren. Dies aktiviert das parasympathische Nervensystem, fördert Entspannung und verbessert die Verdauungsfunktion. Eine gut funktionierende Verdauung trägt wiederum zur Hautgesundheit bei.

Eine Yogapraxis, die darauf abzielt, dein Agni (Verdauungsfeuer) zu stärken und Ama (Stoffwechselrückstände) zu reduzieren, wirkt sich positiv auf dein Hautbild aus. Indem du tief atmest und bewusst Ausatmungen vertiefst, unterstützt du diesen Prozess. Hier einige wichtige Punkte zur Atmung während deiner Yogapraxis:

Langsame, tiefe Atmung: Achte darauf, die Atmung ruhig und gleichmäßig zu halten. Die verlängerte Ausatmung ist besonders wichtig, da sie das parasympathische System aktiviert und den Körper in einen Zustand tiefer Entspannung versetzt. Dies hilft der Verdauung und fördert eine bessere Aufnahme von Nährstoffen, was sich positiv auf die Haut auswirkt.

Atempausen am Ende der Ausatmung: Halte nach jeder Ausatmung kurz inne. Diese Atempausen intensivieren die Wirkung der Übung und fördern die Entgiftung.

Komfort und Atmungsfreiheit: Wenn du feststellst, dass du in einer Position schwer atmen kannst, passe die Pose an. Verwende Hilfsmittel wie Kissen oder Blöcke, um die Haltung angenehmer zu gestalten und den Atemfluss zu erleichtern. Überanstrenge dich nicht – eine leichte, tiefe Atmung ist das Ziel.

Mit regelmäßiger Praxis wirst du feststellen, dass deine Flexibilität und Körperstärke zunehmen, was langfristig zu einer verbesserten Verdauungsfunktion und strahlenderer Haut führt. Nutze die vier Wochen deines Hautkur-Programms, um eine Routine zu entwickeln, die dir Freude bereitet und nachhaltig wirkt. Im Folgenden zeigen wir dir einige Übungen aus dem Yoga zur Unterstützung der Verdauung und Ausscheidung.

Hocke

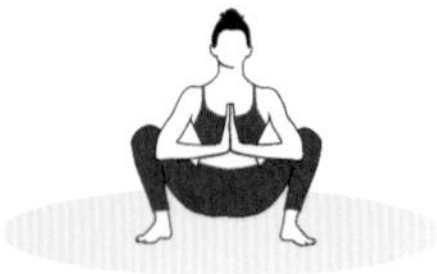

Für Anfänger: Geh in die Hocke und platziere einen Block unter dem Gesäß, um die Position zu unterstützen. Diese Haltung hilft, die Darmtätigkeit zu fördern, indem sie den Druck im Bauchraum reduziert und den unteren Rücken dehnt.
Für Fortgeschrittene: Geh ohne Hilfsmittel in die tiefe Hocke, die Fersen sind fest am Boden. Diese Variante bietet eine tiefere Kompression der Bauchorgane, was die Verdauung anregt.

Fersensitz

Brustöffnung: Beginne im Fersensitz. Lehne dich zurück und stütze dich auf die Ellbogen oder Hände, um den Brustkorb zu öffnen. Diese Variation vertieft die Atmung, verbessert die Sauerstoffversorgung und aktiviert das parasympathische Nervensystem, was die Verdauung reguliert.

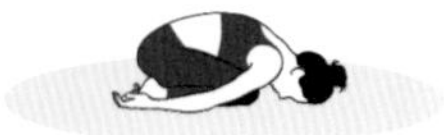

Kindhaltung: Die Kindhaltung ist eine sanfte, entspannende Yogapose, die das Nervensystem beruhigt und die Verdauung unterstützt. Ausgehend vom Fersensitz beugst du deinen Oberkörper nach vorn, sodass deine Stirn den Boden berührt. Die Arme können entweder nach vorne ausgestreckt oder entspannt neben dem Körper abgelegt werden. Durch tiefe, langsame Atmung, besonders mit einer verlängerten Ausatmung, förderst du die Entspannung und aktivierst das parasympathische Nervensystem, was stressbedingte Verdauungsprobleme lindern kann. Verweile mindestens zwei Minuten, um die volle Wirkung zu genießen.

Drehhaltungen

Stehend: Beginne im aufrechten Stand, die Füße hüftbreit auseinander. Mit einer Ausatmung drehst du den Oberkörper sanft zur Seite, wobei du eine Hand auf die gegenüberliegende Hüfte legst und die andere Hand nach hinten ausstreckst. Diese Bewegung massiert die inneren Organe, fördert die Durchblutung und unterstützt die Verdauungsfunktion. Halte die Position für einige tiefe Atemzüge, bevor du zur anderen Seite wechselst.

Rückwärts liegende Drehung: Leg dich auf den Rücken und zieh ein Knie zur Brust. Drehe dann das Knie sanft zur gegenüberliegenden Seite, während du deine Schultern auf dem Boden hältst. Bleibe für mehrere tiefe Atemzüge in dieser Position und spüre die entspannende Wirkung auf Bauch und Rücken. Diese sanfte Drehung massiert die Bauchorgane, entlastet den Verdauungstrakt und fördert die Ausscheidung.

Sitzende Drehung: Setze dich mit ausgestreckten Beinen auf den Boden, winkle ein Bein an und stelle den Fuß auf die Außenseite des anderen Beins. Drehe den Oberkörper zur Seite, lege den entgegengesetzten Ellenbogen auf das gebeugte Knie und die andere Hand hinter dir ab. Halte die Position für einige tiefe Atemzüge, bevor du zur anderen Seite wechselst. Diese Drehung komprimiert und dehnt die Bauchorgane, fördert die Verdauung, unterstützt die Entgiftung und verbessert die Blutzirkulation.

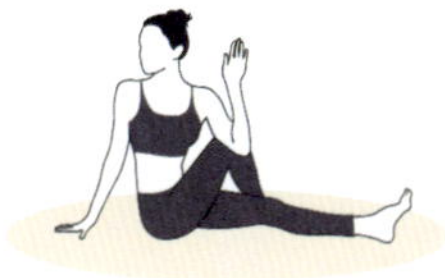

Herzöffner und Bauch-Stretches

Katze: Geh in den Vierfüßlerstand und wölbe den Rücken nach oben, um den Bauchbereich zu aktivieren und die Durchblutung zu fördern, was die Verdauungsprozesse unterstützt.

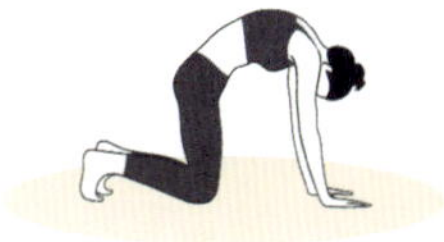

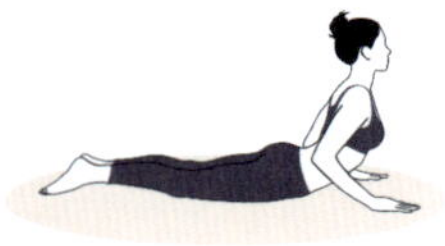

Kobra: Leg dich auf den Bauch, stütze dich auf die Hände und hebe den Oberkörper an. Diese Pose dehnt den Bauch, stimuliert die Bauchorgane und hilft bei der Linderung von Verstopfung.

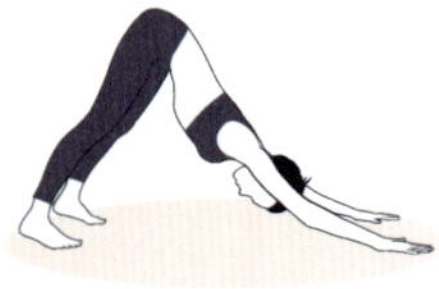

Umkehrhaltungen

Herabschauender Hund: Beginne auf Händen und Knien, hebe das Becken an und strecke die Beine, bis der Körper eine umgekehrte V-Form bildet. Die Hände drücken fest in den Boden, während die Fersen sanft Richtung Boden sinken. Diese Haltung dehnt den gesamten Körper, stärkt Arme und Beine und verbessert die Durchblutung, insbesondere zu den Verdauungsorganen. Sie fördert die Entgiftung, hilft bei der Stressreduktion und belebt den Körper durch eine aktive Dehnung und Stärkung der Muskulatur.

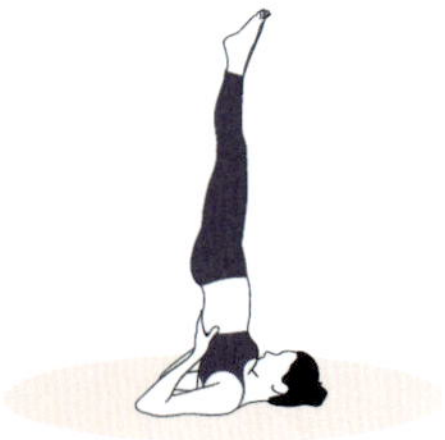

Halber Schulterstand: Leg dich auf den Rücken, hebe die Beine und das Becken an und stütze den unteren Rücken mit den Händen. Diese Pose fördert den Lymphfluss und die Durchblutung, was den Verdauungstrakt entlastet und die Entgiftung unterstützt.

Entspannungs- und Atemtechniken

Stressmanagement ist ein echter Gamechanger, wenn es um deine Haut geht. Stress ist der Hautkiller Nummer eins, denn er kann, wie bereits beschrieben, die Produktion von Hormonen ankurbeln, die unschöne Hautprobleme wie Akne begünstigen. Deswegen sind Techniken wie Meditation, Achtsamkeit und bewusste Atemübungen Balsam für die Seele und in deinem Alltag wichtig.

Wenn dich mal etwas nervt oder dir der Alltag über den Kopf wächst, hilft es, einfach tief durchzuatmen und sich auf das innere Gleichgewicht zu besinnen.

Meditation und Hautgesundheit

Meditation ist eine Praxis, die seit Jahrtausenden in verschiedenen Kulturen und Traditionen weltweit praktiziert wird, um Geist, Körper und Seele in Einklang zu bringen. Im Ayurveda wird Meditation als ein integraler Bestandteil eines ganzheitlichen Ansatzes zur Hautgesundheit betrachtet. Die Auswirkungen der Meditation auf die Haut können tiefgreifend sein und sowohl die äußere Erscheinung als auch die innere Gesundheit der Haut positiv beeinflussen.

Stressabbau: Stress ist einer der Hauptfaktoren, der zu Hautproblemen wie Akne, Ekzemen, Psoriasis und vorzeitiger Hautalterung beitragen kann. Durch regelmäßige Meditation kann Stress reduziert und ein Zustand innerer Ruhe und Ausgeglichenheit gefördert werden.

Verbesserung der Durchblutung: Meditation kann die Durchblutung des Körpers verbessern, indem sie den Blutdruck senkt. Eine verbesserte Durchblutung kann die Nährstoffversorgung der Hautzellen unterstützen und dazu beitragen, dass die Haut strahlender und gesünder aussieht.

Entgiftung und Reinigung: Die tiefe Atmung während der Meditation kann dazu beitragen, den Körper von Toxinen zu reinigen und den Lymphfluss zu fördern. Eine effektive Entgiftung kann helfen, Hautprobleme zu lindern und die Haut von innen heraus zu klären.

Hormonelle Balance: Stress und Ungleichgewichte im Hormonsystem können zu Hautproblemen führen. Meditation kann dazu beitragen, das Hormonsystem zu regulieren und ein besseres hormonelles Gleichgewicht herzustellen, was sich positiv auf die Hautgesundheit auswirken kann.

Förderung der Selbstliebe und Selbstfürsorge: Meditation fördert ein Gefühl der Selbstliebe und Selbstakzeptanz, was wiederum zu einer besseren Selbstfürsorge und einem gesünderen Lebensstil führt. Die bewusste Wahrnehmung und Achtsamkeit für den eigenen Körper und die Haut kann die Motivation erhöhen, gut für sich selbst zu sorgen und gesunde Hautgewohnheiten zu etablieren.

Deine einfache tägliche Meditationspraxis könnte so aussehen:

Setz dich in einen bequemen Sitz, schließe die Augen und konzentriere dich auf deinen Atem. Eine einfache Übung ist die Achtsamkeitsmeditation, bei der du dich auf die Empfindungen des Atmens konzentrierst. Alternativ kannst du eine geführte Meditation ausprobieren, um in einen Zustand tiefer Entspannung zu gelangen.

Kerzen-Meditation (Tratak)

Die Tratak-Meditation praktizieren wir besonders gern. Sie ist eine besondere Übung zur Stärkung der Konzentrationsfähigkeit und gehört zu den Reinigungsübungen (Kriyas) im Yoga. Diese Meditation kann dir helfen, deine innere Ruhe zu finden und gleichzeitig deine Haut durch den Stressabbau zu unterstützen. Anders als bei vielen anderen Meditationstechniken, bei denen man die Augen schließt, meditierst du hier mit offenen Augen, indem du in die Flamme einer Kerze schaust. Diese Fokussierung auf die Flamme sammelt den Geist und führt zu einer tiefen, entspannenden Meditation. So läuft sie ab:

1. Wähle eine bequeme Sitzposition: Setz dich so hin, dass du dich wohlfühlst und deine Wirbelsäule aufrecht bleibt.
2. Positioniere die Kerze: Stelle eine Kerze etwa ein bis zwei Meter vor dir auf, sodass du leicht von oben auf die Flamme schauen kannst.
3. Bereite dich vor: Atme ruhig und tief ein. Schließe deine Augen, werde ruhig und beobachte, wie sich auch deine Gedanken beruhigen.
4. Richte den Blick auf die Flamme: Öffne nun deine Augen, lass deinen Blick über den Boden wandern und dann zur Kerze

hoch, bis er auf die Flamme gerichtet ist. Schau direkt in die Flamme und versuche, deine Augen geöffnet zu halten, ohne zu zwinkern.

5. Beobachten: Nimm die Flamme wahr – wie sie aussieht, sich verändert und leuchtet. Spüre die Wärme, das Licht und die Energie, die von ihr ausgehen. Lass alles auf dich wirken. Wenn deine Augen beginnen zu tränen, lass es geschehen – das ist ein Teil des Reinigungseffekts. Wenn es unangenehm wird oder deine Augen brennen, schließe sie sanft.
6. Nachwirken lassen: Schließe nach einiger Zeit die Augen und lass nachwirken, was du gesehen hast. Bleibe dabei konzentriert, entspannt und ruhig.

Loving-Kindness-Meditation

Eine besonders schöne geführte Meditation, die viele Menschen als wohltuend empfinden, ist die Loving-Kindness-Meditation (Metta-Meditation). Diese Meditation zielt darauf ab, liebevolle Güte und Mitgefühl für sich selbst und andere zu kultivieren. Sie ist nicht nur beruhigend, sondern fördert auch ein Gefühl der Verbundenheit und des inneren Friedens. Sie läuft folgendermaßen ab:

1. Einstimmen: Setz dich in eine bequeme Position und schließe die Augen. Atme ein paar Mal tief ein und aus, um dich zu entspannen und den Atem zu beruhigen.
2. Selbstliebe kultivieren: Beginne damit, liebevolle Gedanken an dich selbst zu richten. Wiederhole in deinem Geist Sätze wie „Möge ich glücklich sein. Möge ich gesund sein. Möge ich sicher sein. Möge ich in Frieden leben." Versuche, diese Wünsche wirklich zu fühlen.
3. Liebe an andere senden: Visualisiere nun jemanden, den du liebst, und richte dieselben liebevollen Wünsche an diese Person: „Mögest du glücklich sein. Mögest du gesund sein. Mögest du sicher sein. Mögest du in Frieden leben."

4. Die Liebe ausweiten: Erweitere diese Gedanken auf weitere Personen – Freunde, Bekannte, sogar Menschen, mit denen du Schwierigkeiten hast, und schließlich auf alle Lebewesen. Das Ziel ist es, ein universelles Gefühl der Liebe und des Mitgefühls zu entwickeln.
5. Zurück zu sich selbst kommen: Beende die Meditation, indem du wieder zu dir selbst zurückkehrst und dir noch einmal die liebevollen Wünsche zukommen lässt.
6. Diese Meditation kann dir helfen, ein Gefühl der Wärme und Verbundenheit zu entwickeln, das auch nach der Meditation anhält. Sie ist eine wunderbare Praxis, um emotionale Blockaden zu lösen und das eigene Mitgefühl zu stärken. Du findest viele schöne geführte Versionen dieser Meditation auf Plattformen wie YouTube, in Meditations-Apps oder als Audio-Downloads.

Leberwickel

Mindestens in den nächsten vier Wochen, aber eigentlich generell, empfehlen wir dir eine unserer liebsten Wellness-Routinen: den Leberwickel. Klingt als Entspannungstechnik erst mal ungewöhnlich, aber er wirkt wahre Wunder! Zwei- bis dreimal die Woche angewendet, hilft er insbesondere in Phasen erhöhter Belastung oder zur Unterstützung bei unserem Programm nicht nur deinem Körper bei der Ausleitung und Durchblutung, sondern tut auch deiner Seele richtig gut.

Ein Leberwickel ist eine einfache und wirkungsvolle Methode, um die Leberfunktion zu unterstützen und die allgemeine Gesundheit, einschließlich der Hautgesundheit, zu fördern. Durch die regelmäßige Anwendung kann die Haut klarer, strahlender und widerstandsfähiger gegen Umweltbelastungen und Hautprobleme werden. So funktioniert der Leberwickel:

- Vorbereitung: Du benötigst ein kleines Handtuch, ein größeres Handtuch oder eine Wolldecke und eine Wärmequelle wie eine Wärmflasche oder ein Heizkissen.

- Handtuch befeuchten: Tauche das kleine Handtuch in heißes Wasser (nicht kochend) und wringe es aus, sodass es noch feucht und warm ist.
- Auflegen: Lege das warme, feuchte Handtuch auf den rechten Oberbauch, wo sich die Leber befindet.
- Abdecken: Bedecke das feuchte Handtuch mit dem größeren trockenen Handtuch oder der Wolldecke, um die Wärme zu halten.
- Wärmequelle auflegen: Platziere die Wärmflasche oder das Heizkissen auf das trockene Handtuch, um die Wärme zu intensivieren.
- Entspannen: Ruh dich für etwa 20–30 Minuten aus und entspanne dich, während der Wickel wirkt.

Atemübungen und Hautgesundheit

Atmen ist mehr als nur der Austausch von Sauerstoff und Kohlendioxid; es ist ein natürlicher Reinigungsprozess für unseren Körper. Ähnlich wie die Verdauung Nährstoffe aufnimmt und Abfallstoffe ausscheidet, hilft tiefes Atmen (Pranayama), den Körper mit Sauerstoff zu versorgen und gleichzeitig Abfallstoffe wie Kohlendioxid auszuscheiden. Der Ayurveda betrachtet „Prana" als Lebensenergie, die durch das Atmen in den Körper gelangt. Diese Energie unterstützt nicht nur wichtige Körperfunktionen, sondern trägt auch zur Hautgesundheit bei. „Ayama" kann mit „kontrollieren" oder „erweitern" übersetzt werden, der Begriff „Pranayama" meint also die bewusste Regulierung und Vertiefung der Atmung.

Durch tiefe und bewusste Atmung können wir die Haut von innen heraus klären und ihr helfen, gesund und strahlend zu bleiben. Eine bewusste Atmung fördert die Ausscheidung von Giftstoffen und verbessert so das Hautbild. Regelmäßige Atemübungen unterstützen zudem Entspannung, Stressabbau und Durchblutung, was zu einer verbesserten Hautgesundheit beiträgt. Es folgen einige einfache und effektive Atemtechniken, die dir dabei helfen können.

Alternierende Nasenatmung (Nadi Shodhana)

Diese Übung hilft, die Energiebahnen in deinem Körper zu reinigen und auszugleichen. Sie beruhigt den Geist, reduziert Stress und fördert die Durchblutung, was deine Haut strahlender erscheinen lässt.

Setz dich bequem hin und schließe die Augen. Atme einmal tief durch die Nase ein und aus. Verschließe dann mit dem rechten Daumen dein rechtes Nasenloch. Atme tief durch das linke Nasenloch ein. Halte den Daumen auf dem rechten Nasenloch und verschließe gleichzeitig das linke Nasenloch mit dem Ringfinger. Pausiere einen Moment, dann löse den Daumen und atme langsam durch das rechte Nasenloch aus. Wiederhole den Vorgang, indem du durch das rechte Nasenloch einatmest und durch das linke ausatmest. Fahre damit einige Minuten fort.

Bhramari (Bienenatmung)

Diese Atemübung wirkt beruhigend und kann helfen, deinen Geist zu klären und Spannungen im Gesicht zu reduzieren, was zu einer entspannteren und verjüngten Ausstrahlung führt.

Setz dich bequem hin, schließe die Augen und atme tief ein. Beim Ausatmen summe wie eine Biene und spüre die Vibrationen in deinem Kopf. Die sanften Vibrationen helfen, die Gesichtsmuskeln zu entspannen und eine beruhigende Wirkung zu erzeugen. Wiederhole dies mehrere Male, bis du dich vollständig entspannt fühlst.

Sheetali (kühlende Atmung)

Diese Technik kühlt den Körper, reduziert innere Hitze und kann Entzündungen lindern, was besonders vorteilhaft für die Haut sein kann.

Rolle deine Zunge zu einer Röhre und atme durch die Zunge ein. Halte den Atem kurz an, schließe dann den Mund und atme durch die Nase aus. Diese Atemtechnik hat eine kühlende und beruhigende Wirkung auf deinen gesamten Körper und hilft gleichzeitig, das innere Wohlbefinden zu steigern. Führe diese Übung mehrmals hintereinander durch, um ihre volle Wirkung zu entfalten.

Gesunde Schlafgewohnheiten

Etwa sieben bis acht Stunden Schlaf pro Nacht sind entscheidend für die Hautregeneration und -reparatur. Während wir tief und fest schlummern, läuft unsere Hautfabrik auf Hochtouren: Schäden werden repariert, neue Zellen produziert und der natürliche Glow erweckt. Schlaf ist also nicht nur Erholung für den Geist, sondern auch eine Wellnesskur für die Haut.

Wusstest du, dass Schlafmangel zu Verstopfung führen kann? Dein Dickdarm ist nämlich ein Muskel, der genauso müde wird wie du. Wenn du nicht genug Schlaf bekommst, wird auch dein Darm träge und arbeitet langsamer, was zu Verdauungsproblemen führen kann. Ausreichend Schlaf hilft daher auch deinem Darm, fit zu bleiben.

Um das Beste aus deinem Schönheitsschlaf herauszuholen, halte dich an einen regelmäßigen Schlafrhythmus. Geh jeden Tag zur gleichen Zeit ins Bett und wache zur gleichen Zeit auf. Dies unterstützt die Produktion von Wachstumshormonen, die die Gesundheit der Fibroblasten fördern. Diese Zellen sind für die Produktion von Kollagen und Elastin zuständig, die Grundpfeiler für straffe, jugendliche Haut.

Wenn du immer noch Schwierigkeiten mit dem Schlafen hast, empfehlen wir dir unsere Glückskugeln (siehe S. 178) und die Heilende Milch (Vrishya Ksheera, siehe S. 126), die vollgepackt sind mit Zutaten, die dir helfen, entspannt in den Schlaf zu finden.

Erstrahle mit Ayurveda: 10 Tipps für gesunde Haut

Hier fassen wir für dich noch einmal unsere zehn wichtigsten Punkte zusammen:

1 **Achte auf eine gute Verdauung:** Eine gesunde Verdauung ist im Ayurveda essenziell für eine schöne Haut. Vermeide schwer verdauliche, fettige und stark verarbeitete Lebensmittel. Gewürze wie Ingwer, Kümmel und Koriander können deine Verdauung unterstützen und das Verdauungsfeuer stärken.

2 **Ernähre dich frisch und natürlich:** Eine ausgewogene Ernährung mit frischen, nährstoffreichen Lebensmitteln ist der Schlüssel zu gesunder Haut. Besonders wichtig sind frisches Obst, Gemüse, Vollkornprodukte, gesunde Fette wie Olivenöl und Ghee sowie Nüsse und Samen. Diese Lebensmittel sind reich an Antioxidantien, Vitaminen und Mineralien, die deine Haut nähren und schützen, Entzündungen reduzieren und die Hautbarriere stärken.

3 **Sorge für genügend Feuchtigkeit:** Viel Wasser zu trinken, ist essenziell, um die Haut von innen mit Feuchtigkeit zu versorgen und Giftstoffe auszuleiten. Im Ayurveda wird warmes Wasser empfohlen, da es die Verdauung und Entgiftung unterstützt. Kräutertees wie Kamille, Pfefferminze und Fenchel helfen, die Haut zu reinigen und zu beruhigen.

4 **Verwende natürliche Öle zur Hautpflege:** Eine tägliche Selbstmassage mit warmen, natürlichen Ölen wie Sesamöl, Kokosöl oder Olivenöl fördert die Durchblutung, hydratisiert die Haut und beruhigt das Nervensystem. Diese Öle haben nährende und antioxidative Eigenschaften, die die Hautgesundheit unterstützen.

5 **Nutze die Kraft der Kräuter und Gewürze:** Einheimische Kräuter wie Brennnessel, Löwenzahn und Schachtelhalm sind bekannt für ihre hautpflegenden Eigenschaften. Diese Kräuter unterstützen die Entgiftung, wirken entzündungshemmend und fördern die Hautregeneration.

6 **Vermeide toxische Substanzen:** Reduziere den Kontakt mit Umweltgiften, Chemikalien und synthetischen Hautpflegeprodukten. Bevorzuge natürliche und biologische Produkte, die frei von schädlichen Zusatzstoffen sind.

7 **Praktiziere tägliche Entspannung und Bewegung:** Stress kann die Hautalterung beschleunigen und zu Hautproblemen wie Akne und Ekzemen führen. Yoga, Meditation und andere Entspannungstechniken helfen, Stress abzubauen und die innere Balance zu fördern. Das wirkt sich positiv auf deine Haut aus.

8 **Schlafe ausreichend und regelmäßig:** Ausreichend Schlaf ist wichtig für die Hautregeneration und kann Entzündungen und Hautalterung vorbeugen. Während des Schlafs laufen wichtige Reparaturprozesse ab, die essenziell für die Hautgesundheit sind. Ayurveda betont die Bedeutung eines regelmäßigen Schlafrhythmus, um den natürlichen Biorhythmus zu unterstützen.

9 **Schütze dich vor extremer Sonne und Umweltbelastungen:** Vermeide übermäßige Sonneneinstrahlung und nutze natürliche Sonnenschutzmittel. Schütze dich auch vor Umweltverschmutzung, indem du dein Gesicht regelmäßig reinigst und feuchtigkeitsspendende Masken verwendest.

10 **Fördere eine ausgeglichene innere Balance:** Ayurveda lehrt, dass die Balance der körperlichen und geistigen Energien entscheidend für die Gesundheit ist. Hautprobleme können auf ein Ungleichgewicht hinweisen. Konsultiere einen Ayurveda-Experten, um individuelle Empfehlungen zur Hautpflege und Ernährung zu erhalten, die auf deine Bedürfnisse abgestimmt sind.

DAS 4-WOCHEN-GLOW-UP-PROGRAMM

Jetzt starten wir mit unserem großen Ayurveda-Do-it-yourself-Praxisteil. Du hast nun eine Orientierung, um die folgenden Rezepte, Übungen und Anleitungen klarer deinen Bedürfnissen zuzuordnen. In der gesamten Therapie werden ausschließlich hochwertige Heilpflanzen und daraus hergestellte, natürliche Produkte eingesetzt. Einer der größten Unterschiede bei der Behandlung der Haut im Ayurveda im Vergleich zur Schulmedizin ist der komplette Verzicht auf chemisch hergestellte Präparate.

DEINE ERNÄHRUNG

In diesem Buch verfolgen wir eine doppelte Strategie: Einerseits entwickeln wir Rezepte, die auf den Prinzipien des Ayurveda basieren und speziell bei Hautproblemen helfen. Andererseits vertrauen wir auf dein eigenes gutes Bauchgefühl.

Weniger ist mehr

Unser Ziel ist es, dir eine sinnvolle Struktur und eine Vielfalt an Rezepten anzubieten, ohne dir dabei zu strenge Vorgaben zu machen. Das bedeutet, dass du in den nächsten 28 Tagen auch mal ein Lieblingsrezept öfter kochen oder nur ein paar Rezepte in deinen Plan integrieren kannst. Egal ob du den Tag mit einer Suppe startest oder Porridge zum Abendessen bevorzugst – das bleibt ganz dir überlassen. Wichtig ist nur, dass du auf das Selbstheilungspotenzial deines Körpers vertraust und dich möglichst an das 3-2-1-Konzept hältst.

Unsere 3-2-1-Formel ist leicht zu merken und in deinen Alltag zu integrieren. So funktioniert sie:

- *drei* Tage stoffwechselaktivierende Ernährung mit *zwei* Mahlzeiten täglich,
- *ein* sanfter Wohlfühltag zur Entlastung mit vorwiegend flüssigen Gerichten.

Die gesundheitlichen Vorteile

Das 4-Wochen-Programm basiert auf den Prinzipien der Darmentlastung, Leberaktivierung und Stoffwechselanregung. In den ersten zwei Wochen gibt es viele Rezepte, die besonders für deine Darm- und Lebergesundheit gut sind – die Basis für eine gesunde Haut.

Am Anfang setzen wir vor allem auf sehr leichte, flüssige Kost, um den Darm zu entlasten und die Leber zu schonen. Nach dem Motto „Agni raus, Ama runter" soll sich der Körper regenerieren können.

Ab der dritten Woche fügen wir vermehrt Zutaten hinzu, die deine Gewebe stärken und dir zu strahlender Haut verhelfen, während sie weiterhin schonend für Darm und Leber sind. Die Rezepte sind flexibel und können jederzeit gemixt, neu zusammengestellt oder nach Belieben verändert werden. Du kannst auch Rezepte aus den ersten zwei Wochen in den dritten und vierten Wochen integrieren.

An den Wohlfühltagen empfehlen wir, deinen Stoffwechsel maximal zu entlasten, um eine wöchentliche Grundreinigung zu fördern. An diesen Tagen trinkst du idealerweise nur 0,5 l unseres Agni-Tees, zusätzlich zu den normalen ca. 2 l Wasser. Wenn dir das zu schwerfällt, haben wir den Leberliebe-Eintopf für diese Tage entwickelt, von dem du maximal zwei Portionen essen kannst (siehe S. 174).

Unser 4-Wochen-Programm ist leicht durchzuhalten und bietet echte Vorteile:

- **Stabilisierung des Insulinspiegels:** Wenn du den ganzen Tag nichts isst, kann dein Insulinspiegel stark absinken, was am nächsten Tag oft zu Heißhunger auf Süßes und ungesunde Lebensmittel führt. Indem du Suppen und Getränke zu dir nimmst, hältst du deinen Blutzuckerspiegel stabil und vermeidest Heißhungerattacken.
- **Schonung des Verdauungssystems:** Komplett zu fasten kann das Verdauungssystem überlasten, wenn du danach wieder feste Nahrung zu dir nimmst. Leichte, flüssige Nahrung ist hingegen schonend und bereitet deinen Körper sanft auf die nächste feste Mahlzeit vor.
- **Kontinuierliche Nährstoffzufuhr:** Dein Körper benötigt kontinuierlich Nährstoffe, um optimal zu funktionieren. Indem du

an den Wohlfühltagen nährstoffreiche, flüssige Nahrung zu dir nimmst, stellst du sicher, dass dein Körper die benötigten Vitamine und Mineralstoffe erhält.

- **Bessere Durchhaltefähigkeit:** Ein Tag komplett ohne Nahrung kann mental und physisch herausfordernd sein. Anstatt an Entlastungstagen komplett zu fasten und nur Tee oder Wasser zu trinken, genießt du nährstoffreiche, flüssige Gerichte wie Suppen und Getränke. Das hat weniger etwas von „Verzicht" und mehr von „Fülle". So sind die sanften Wohlfühltage leichter durchzuhalten und können langfristig in deinen Alltag integriert werden, ohne dass du das Gefühl hast, dich quälen zu müssen.
- **Unterstützung der Hautgesundheit:** Wenn du an einem Tag gar nichts isst, fehlt deinem Körper die kontinuierliche Zufuhr von Nährstoffen, die für eine gesunde Haut notwendig sind. Flüssige, nährstoffreiche Nahrung wie Suppen enthalten wichtige Vitamine und Antioxidantien, die helfen, die Haut von innen heraus zu nähren und zu revitalisieren. Zudem kann das Fasten den Körper stressen, was zu Hautproblemen führen kann. Sanfte Wohlfühltage hingegen unterstützen eine gleichmäßige Nährstoffzufuhr und können so Hautirritationen vorbeugen und die allgemeine Hautgesundheit fördern.

In unserem 4-Wochen-Programm haben wir darauf geachtet, dass du jeden Tag Nahrungsmittel aus diesen drei Nährstoffgruppen zu dir nimmst:

- **Kohlenhydrate:** Vollkorngetreide liefern komplexe Kohlenhydrate, die dem Körper anhaltende Energie liefern.
- **Ballaststoffe:** Ballaststoffe sind unverzichtbar für eine gesunde Verdauung und eine optimale Darmfunktion.
- **Proteine:** Sie sind die Bausteine unserer Zellen, einschließlich der Hautzellen, und unerlässlich für die Reparatur und Regeneration der Haut sowie die Produktion von Elastin und Keratin.

Flüssigkeitszufuhr

Eine ausreichende Flüssigkeitszufuhr ist wichtig, um die Haut mit Feuchtigkeit zu versorgen und ihre Barrierefunktion aufrechtzuerhalten. Stell dir vor, dein Fahrrad würde ohne Schmiermittel laufen – die Kette würde schnell verschleißen. Ein häufig genutzter Richtwert für den Wasserbedarf liegt bei 30 bis 40 ml pro Kilogramm Körpergewicht pro Tag. Für eine Person mit 70 kg wären das etwa 2,1 bis 2,8 l Wasser täglich, abhängig von Aktivitätslevel und Umgebungstemperatur.

Hauptakteure Getreide und Gemüse

Kommen wir zu den Hauptakteuren unserer Rezepte und werfen einen Blick auf die wichtigsten und wertvollsten Getreide, Proteinquellen und Gemüse für die Hautgesundheit:

Getreide ist nicht nur eine wichtige Nahrungsquelle, sondern auch reich an Nährstoffen, die für die Hautgesundheit von großer Bedeutung sind. Es enthält wertvolle Inhaltsstoffe wie Vitamine, Mineralien, Antioxidantien und Ballaststoffe, die dazu beitragen, die Haut zu schützen, zu nähren und zu regenerieren. Hier stellen wir dir die besten Getreidesorten für eine gesunde Haut vor.

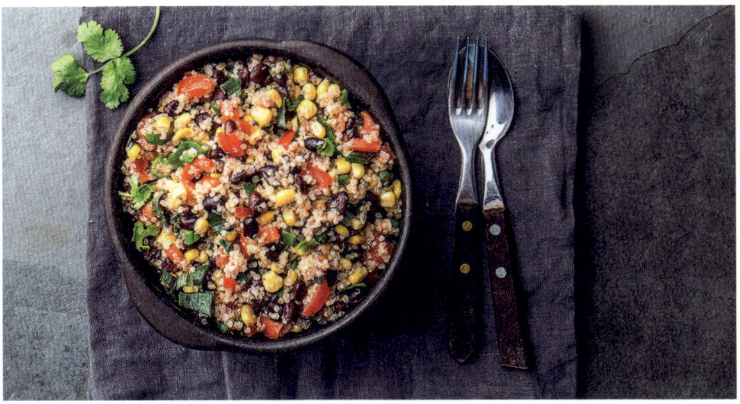

Getreide ist reich an Nährstoffen, die für die Hautgesundheit von großer Bedeutung sind.

GETREIDE	WERTVOLLE INHALTSSTOFFE	VORTEILE
Hafer	Beta-Glucan, Antioxidantien, entzündungshemmende Stoffe	hydratisiert die Haut, schützt vor Umwelteinflüssen, beruhigt Hautirritationen. Kann auch äußerlich als Peeling oder Maske verwendet werden
Quinoa	Proteine, Riboflavin (Vitamin B2), Antioxidantien	fördert die Hautregeneration, verbessert die Hautelastizität, schützt vor freien Radikalen und reduziert feine Linien und Falten
Brauner Reis	Magnesium, Vitamine, Antioxidantien, Selen	unterstützt die Zellregeneration, reduziert Entzündungen, verbessert die Hautfestigkeit und schützt vor Schäden durch freie Radikale
Hirse	Silizium, Antioxidantien	fördert die Kollagenbildung, verbessert die Hautstruktur, schützt vor Umweltschäden
Gerste	Azelainsäure, Ballaststoffe, Antioxidantien	hilft bei der Behandlung von Akne und Rosazea, entgiftet die Haut, hält die Haut gesund
Amaranth	Lysin, Vitamine, Mineralstoffe	unterstützt die Hautreparatur, fördert die Kollagenproduktion, stärkt die Hautgesundheit

Auch Gemüse ist reich an Ballaststoffen, Vitaminen und Antioxidantien, unterstützt eine gesunde Darmflora und fördert die Verdauung. Hier folgen die Gemüsesorten, die besonders vorteilhaft für die Haut sind.

GEMÜSE	WERTVOLLE INHALTSSTOFFE	VORTEILE
Karotten	Beta-Carotin (Vitamin A), Antioxidantien	unterstützt die Hautreparatur und den Zellwachstum, schützt vor UV-Strahlung, verbessert den Teint
Spinat	Vitamine A, C und E, Eisen, Folsäure	bekämpft freie Radikale, entgiftet die Haut, fördert eine gesunde Haut
Süßkartoffeln	Beta-Carotin, Vitamin C	unterstützt die Hautgesundheit, fördert die Kollagenproduktion, verbessert die Hautelastizität.
Paprika (rot, gelb und grün)	Vitamin C, Beta-Carotin, Antioxidantien	fördert die Kollagenproduktion, verbessert die Hautfestigkeit, schützt vor Hautschäden
Brokkoli	Vitamine A, C und E, Sulforaphan	schützt vor UV-Strahlen, unterstützt die Hautreparatur, fördert die Hautgesundheit
Tomaten	Lycopin, Vitamin C	schützt vor Sonnenschäden, unterstützt die Kollagenproduktion. *Achtung bei Entzündungen: Tomaten lieber weglassen!*
Gurken	Hoher Wassergehalt, Vitamine C und K	hydratisiert die Haut, reduziert Hautentzündungen, beruhigt die Haut
Kürbis	Beta-Carotin, Vitamine C und E	schützt und regeneriert die Haut, liefert wichtige Antioxidantien
Grünkohl	Vitamine A, C und K, Antioxidantien	unterstützt die Entgiftung der Haut, fördert einen klaren Teint, bietet Schutz vor freien Radikalen

Hauptakteur Eiweiß

Proteine spielen eine entscheidende Rolle bei der Unterstützung der Hautgesundheit, insbesondere durch die Synthese von Strukturproteinen wie Kollagen und Elastin, die der Haut Stabilität und Elastizität verleihen, die Hautregeneration fördern und die Hautbarriere stärken. Hier nennen wir dir einige der besten vegetarischen Eiweißquellen, die reich an essenziellen Aminosäuren, Vitaminen und Mineralstoffen sind.

LEBENSMITTEL	SORTE	VORTEILE
Hülsenfrüchte	Linsen	reich an Eiweiß, Eisen und Zink, unterstützen die Hautregeneration und fördern die Hautelastizität
	Kichererbsen	gute Eiweißquelle, enthält zusätzlich Ballaststoffe und Zink, die zur Hautgesundheit beitragen
	Bohnen	schwarze Bohnen, Kidneybohnen und Pintobohnen sind alle reich an Eiweiß, Eisen und Zink, was die Hautstärke und -gesundheit fördert
Sojaprodukte	Tofu	vielseitige Eiweißquelle, liefert auch Kalzium und Eisen, wichtig für die Hautfestigkeit
	Tempeh	enthält mehr Eiweiß und Ballaststoffe als Tofu und ist eine gute Quelle für Probiotika, die die Hautgesundheit durch eine gesunde Darmflora unterstützen
	Edamame	junge Sojabohnen, reich an Eiweiß, Ballaststoffen und Vitaminen, die die Hauterneuerung fördern
Nüsse und Samen	Chiasamen	hoher Eiweißgehalt und reich an Omega-3-Fettsäuren, die entzündungshemmend wirken und die Haut beruhigen
	Hanfsamen	enthalten alle neun essenziellen Aminosäuren sowie Omega-3- und Omega-6-Fettsäuren, die die Hautgesundheit fördern
	Mandeln	gute Quelle für Eiweiß, Vitamin E und Antioxidantien, die die Haut vor Schäden schützen

LEBENSMITTEL	SORTE	VORTEILE
Milchprodukte und Alternativen	griechischer Joghurt	enthält viel Eiweiß und Probiotika, die die Darmgesundheit und damit auch die Haut unterstützen können, fördert die Hautelastizität und -festigkeit
	Paneer	indischer Frischkäse, reich an Eiweiß und Kalzium, wichtig für die Unterstützung der Hautgesundheit und -festigkeit
	Mandel- und Sojamilch	pflanzliche Alternativen, die oft mit Eiweiß angereichert sind und eine gute Quelle für essenzielle Nährstoffe darstellen

Darüber hinaus ist Seitan, auch bekannt als Weizengluten, eine proteinreiche Alternative, die gut in verschiedenen Gerichten verwendet werden kann. Sie unterstützt den Muskelaufbau und die Hautstärke. Auch grüne Blattgemüse wie Spinat und Grünkohl enthalten moderate Mengen an Eiweiß sowie viele Vitamine und Mineralstoffe wie Vitamin A, Vitamin C und Eisen, die alle für die Hautgesundheit wichtig sind. Sie unterstützen die Entgiftung und den Zellschutz.

Wochenpläne für 4 Wochen

Vielleicht hast du Bedenken, ob du diese Nahrungsmittel in deinen täglichen Mahlzeiten umsetzen kannst und wie du im Auge behalten sollst, ob du auch die richtigen Nährstoffe in der richtigen Menge zu dir nimmst. Mit unserem 4-Wochen-Programm gehst du sicher, dass du alle wichtigen Nährstoffe bekommst und deine Haut alles erhält, was sie braucht, um gesund zu bleiben oder zu werden.

Woche 1 und 2: Darm- und Leberentlastung

WOCHE 1	MAHLZEIT 1	MAHLZEIT 2
Tag 1	Gerstengraupenbrei → S. 133	Brokkoli-Cashew-Cremesuppe → S. 139
Tag 2	Dinkelporridge mit Apfelmus und Kakao-Nibs → S. 145	Entlastungs-Dal → S. 134
Tag 3	Graupen-Congee → S. 136	Kurkuma-Gemüsesuppe → S. 138
Tag 4: sanfter Wohlfühltag	Leberliebe-Eintopf → S. 174	Leberliebe-Eintopf → S. 174
Tag 5	Haferporridge → S. 144	Pastinaken-Basilikum-Suppe → S. 140
Tag 6	Couscous mit Sternanis-Aprikosen → S. 147	Quinoa-Kichererbsen-Suppe → S. 141
Tag 7	Safran-Kardamom-Milchreis → S. 146	Goldene Blumenkohlcremesuppe → S. 142

WOCHE 2	MAHLZEIT 1	MAHLZEIT 2
Tag 8: sanfter Wohlfühltag	Leberliebe-Eintopf → S. 174	Leberliebe-Eintopf → S. 174
Tag 9	Gerstengraupenbrei → S. 133	Quinoasalat mit bitterem Blattgemüse → S. 148
Tag 10	Haferporridge → S. 144	Kitchari → S. 152
Tag 11	Couscous mit Sternanis-Aprikosen → S. 147	Grüner Vitality-Salat → S. 153
Tag 12: sanfter Wohlfühltag	Leberliebe-Eintopf → S. 174	Leberliebe-Eintopf → S. 174
Tag 13	Dinkelporridge mit Apfelmus und Kakao-Nibs → S. 145	Kardamom-Süßkartoffel-Suppe → S. 150
Tag 14	Safran-Kardamom-Milchreis → S. 146	Wärmende Karrottensuppe → S. 143

Woche 3 und 4: Glow up

WOCHE 3	MAHLZEIT 1	MAHLZEIT 2
Tag 15	Mango-Kokos-Chia-Pudding → S. 154	Ayurvedisches Brokkoli-Tofu → S. 155
Tag 16: sanfter Wohlfühltag	Leberliebe-Eintopf → S. 174	Leberliebe-Eintopf → S. 174
Tag 17	Ojas-Porridge → S. 158	Hirse-Brokkoli-Fenchel-Bowl → S. 159
Tag 18	Buchweizen-Mandel-Pfannkuchen → S. 156	Gerste-Spinat-Bowl → S. 157
Tag 19	Quinoa-Hafer-Puffer mit Gemüse → S. 160	Kurkuma-Gemüsesuppe → S. 138
Tag 20: sanfter Wohlfühltag	Leberliebe-Eintopf → S. 174	Leberliebe-Eintopf → S. 174
Tag 21	Graupenrisotto → S. 172	Mildes Thai-Curry mit Süßkartoffel, Brokkoli, Spinat und Naturreis → S. 166

WOCHE 4	MAHLZEIT 1	MAHLZEIT 2
Tag 22	Safran-Kardamom-Milchreis → S. 146	Haferkornsalat mit Kürbis, Brokkoli und Paprika → S. 167
Tag 23	Graupen-Congee und Granola → S. 136 und 130	Paneer mit Kräutern und Rosmarin-Fladenbrot → S. 162 und 165
Tag 24: sanfter Wohlfühltag	Leberliebe-Eintopf → S. 174	Leberliebe-Eintopf → S. 174
Tag 25	Couscous mit Sternanis-Aprikosen → S. 147	Ofenkartoffeln mit Chili-Rosmarin-Avocado-Mojo + Rest Paneer mit Kräutern → S. 168
Tag 26	Mango-Kokos-Chia-Pudding → S. 154	Vital-Weizen-Detox-Bowl → S. 173
Tag 27	Gefüllte Aprikosen mit Mandeln und Honig → S. 170	Brokkoli-Cashew-Cremesuppe → S. 139
Tag 28	Ojas-Porridge und Granola → S. 158 und 130	Hirse-Brokkoli-Fenchel-Bowl → S. 159

Die goldenen Regeln für das 4-Wochen-Ernährungsprogramm

- Starte den Tag mit einer Tasse warmem Wasser.
- Nimm dir Zeit für deine Mahlzeiten, iss also nicht „schnell mal nebenbei".
- Pro Mahlzeit solltest du maximal 500 g feste Nahrung und 500 ml Flüssigkeit in Form von warmen Getränken zu dir nehmen.
- Trinke zusätzlich zu den 2 l Wasser noch 500 ml Agni-Tee schluckweise über den Tag verteilt, um die Ausleitung zu fördern.
- Iss gemäß einer Ayurveda-Maßgabe nur so viel, wie in beide Handflächen passt. Such dir eine Lieblingsschale oder einen Teller aus, der als Maßstab dient.
- Kaue jeden Bissen gut, mindestens 25- bis 30-mal.
- Bleib locker und genieß dein Leben! Das Programm soll Spaß machen und dich sprichwörtlich nähren. Gehe raus, sei sozial, aber tue es mit etwas mehr Bewusstsein und Achtsamkeit.

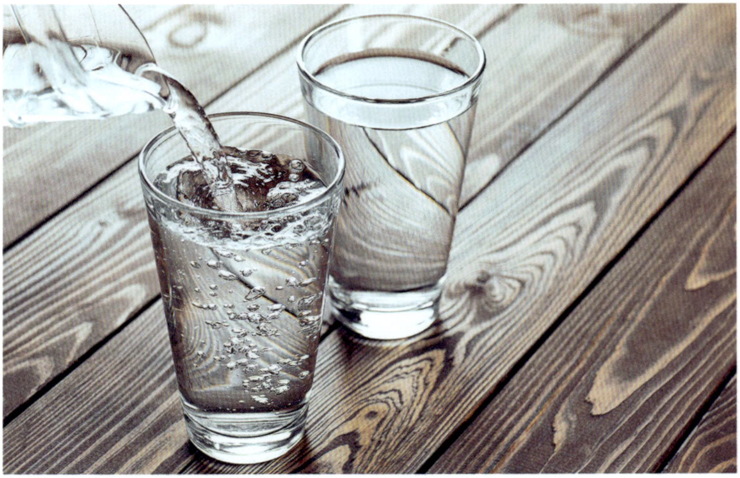

Starte den Tag mit einer Tasse warmem Wasser.

DEINE HAUTPFLEGE

Deine Hautpflegeroutine ist ein wesentlicher Bestandteil deines Wohlbefindens. Durch den Test auf S. 52 hast du mehr über deinen Hauttyp erfahren, sodass du die Pflege gezielt auf deine Bedürfnisse abstimmen kannst. Egal, ob deine Haut eher trocken, empfindlich oder fettig ist, es braucht nicht viel, um sie in Balance zu halten. Das Wichtigste ist, eine regelmäßige Routine zu etablieren und diese konsequent zu verfolgen.

Dazu musst du keine komplizierten oder teuren Produkte verwenden – oft reicht eine kleine Auswahl an natürlichen und einfachen, aber wirksamen Mitteln, die genau auf deine Haut abgestimmt sind. Im Folgenden findest du die passenden Routinen und Rezepte für deinen Hauttyp.

Kapha-Hautpflege-Routine

Für die Pflege der Kapha-Haut, die zu Öligkeit, Unreinheiten und vergrößerten Poren neigt, ist es wichtig, Produkte und Routinen zu wählen, die die Haut reinigen, tonisieren und mit Feuchtigkeit versorgen, ohne sie zu überlasten.
Wichtige Inhaltsstoffe:

- Reinigen: Neem, Kurkuma, Rosmarin, Rosenwasser
- Tonen: Zitronensaft, Teebaumöl, Rosenwasser
- Feuchtigkeit spenden: Aloe vera, Teebaumöl

Reinigen: Morgens und abends: Mische Heilerde mit Wasser oder Rosenwasser zu einer dickflüssigen Paste. Heilerde hilft, überschüssiges Öl zu absorbieren und Unreinheiten zu entfernen. Trage sie auf das Gesicht auf, lasse sie trocknen und spüle sie dann mit warmem Wasser ab.

Wöchentlich: Verwende ein Gesichtsdampfbad mit Rosmarin. Gieße dazu frische Rosmarinblätter oder Rosmarin-Extrakt mit heißem Wasser auf und halte dein Gesicht über den aufsteigenden Dampf. Dies öffnet die Poren und fördert eine tiefere Reinigung.

Tonen: Nach dem Reinigen: Mische 1 Teil Zitronensaft mit 3 Teilen destilliertem Wasser. Fülle die Mischung in eine Sprühflasche oder trage sie mit einem Wattepad auf. Zitronensaft wirkt adstringierend, klärt die Haut und verkleinert die Poren.

Alternative: Verwende Rosenwasser pur oder trage eine Mischung aus Zitronensaft und einigen Tropfen Teebaumöl auf ein Wattepad auf und wische damit sanft über das Gesicht.

Feuchtigkeit spenden: Täglich: Schneide ein Aloe-vera-Blatt ab und entnimm das frische Gel. Trage es direkt auf die Haut auf und lass es einziehen. Aloe vera spendet Feuchtigkeit, ohne die Haut zu überfetten, und hat gleichzeitig beruhigende Eigenschaften. Bei Bedarf kannst du einige Tropfen Teebaumöl zum Gel hinzufügen, um eine zusätzliche antibakterielle Wirkung zu erzielen.

Vata-Hautpflege-Routine

Die Vata-Haut neigt zu Trockenheit, Schuppenbildung und feinen Linien. Daher ist es wichtig, sie mit sanften und feuchtigkeitsspendenden Produkten zu pflegen.

Wichtige Inhaltsstoffe:

- Reinigen: Aloe vera, Rosenwasser
- Tonen: Rosenwasser, Kamillenhydrolat
- Feuchtigkeit spenden: Wildrosenöl, Sesamöl, Mandelöl, Nachtkerzenöl, Avocado, Haferflocken

Reinigen: Morgens und abends: Mische 2 Teile Aloe-vera-Gel mit 1 Teil Rosenwasser. Trage die Mischung auf das Gesicht auf, massiere sie sanft ein und spüle sie mit lauwarmem Wasser ab. Aloe vera spendet Feuchtigkeit und beruhigt die Haut, während Rosenwasser sie sanft reinigt.

Tonen: Nach dem Reinigen: Fülle Rosenwasser in eine Sprühflasche und sprühe es nach der Reinigung auf dein Gesicht.

Alternativ kannst du Kamillentee zubereiten, abkühlen lassen und ebenfalls in eine Sprühflasche füllen. Diese Inhaltsstoffe helfen, die Haut zu beruhigen und sie auf die Feuchtigkeitspflege vorzubereiten.

Feuchtigkeit spenden: Täglich: Wildrosenöl, Sesamöl, Mandelöl oder Nachtkerzenöl sind reichhaltig und helfen, die Haut intensiv zu nähren und Feuchtigkeit zu speichern. Trage nach dem Tonen ein paar Tropfen Öl auf die noch leicht feuchte Haut auf und massiere es sanft ein.

Pitta-Hautpflege-Routine

Die Pitta-Haut ist oft empfindlich und neigt zu Rötungen, Entzündungen und Unreinheiten. Diese Haut braucht eine kühlende und beruhigende Pflege, um das Gleichgewicht zu bewahren und Irritationen zu minimieren.

Wichtige Inhaltsstoffe:

- Reinigen: Gurkenextrakt, Kamillenextrakt
- Tonen: Rosenwasser, Lavendelhydrolat
- Feuchtigkeit spenden: Kokosöl, Sanddornöl, Aloe vera, Jojobaöl

Reinigen: Morgens und abends: Reinige dein Gesicht mit frischen Gurkenscheiben oder einer Maske aus pürierter Gurke und Aloe vera. Gurke kühlt und beruhigt die Haut, während Aloe vera Feuchtigkeit spendet und Entzündungen lindert. Gurken-Aloe-Maske: Püriere eine halbe Gurke und mische sie mit 2 EL Aloe-vera-Gel: Schneide ein Aloe-vera-Blatt ab und entnimm das frische Gel. Trage die Mischung auf das Gesicht auf, lasse sie 10–15 Minuten einwirken und spüle sie dann mit lauwarmem Wasser ab.

Tonen: Nach dem Reinigen: Verwende ein beruhigendes Gesichtswasser aus Rosenwasser oder Kamillentee oder Molke. Diese Inhaltsstoffe helfen, die Haut zu beruhigen und Rötungen zu reduzieren.

Beruhigendes Gesichtswasser: Fülle Rosenwasser in eine Sprühflasche und sprühe es nach der Reinigung auf dein Gesicht. Alternativ kannst du Molke verwenden oder Kamillentee zubereiten, abkühlen lassen und ebenfalls in eine Sprühflasche füllen. Molke ist ein absolutes Highlight bei Pitta-Haut, weil sie sanft exfoliert und beruhigend wirkt.

Feuchtigkeit spenden: Täglich: Verwende Aloe-vera-Gel oder Sandelholzpulver, um die Haut zu beruhigen und mit Feuchtigkeit zu versorgen. Auch Kamillenextrakt funktioniert: Bereite Kamillentee zu und lass ihn abkühlen. Trage den Tee mit einem Wattepad auf die Haut auf oder verwende ihn als Gesichtsspray.

Verwende bei Bedarf Ringelblumenöl oder Rosenöl, um die Haut zu pflegen und Entzündungen zu reduzieren. Trage entweder ein paar Tropfen Ringelblumenöl auf die betroffenen Stellen auf und massiere es sanft ein oder mische ein paar Tropfen Rosenöl mit deinem täglichen Feuchtigkeitsgel oder trage es direkt auf die Haut auf.

Ghee: Das ayurvedische Wundermittel für strahlende Haut

Ghee kann auch ein echtes Wundermittel für deine Haut sein. Es ist ein wahres Multitalent: Es spendet intensive Feuchtigkeit, wirkt heilend und schützend und verleiht deiner Haut einen wunderschönen, natürlichen Glanz.

Intensiver Feuchtigkeitsspender: Ghee ist reich an gesunden Fetten, die tief in die Haut eindringen und sie von innen heraus nähren. Es ist wie ein lang anhaltendes Feuchtigkeitsbad für deine Haut, das Trockenheit und Rauheit effektiv bekämpft. ►►

Natürliches Anti-Aging: Dank seiner hohen Konzentration an Antioxidantien kann Ghee die Zeichen der Hautalterung mildern. hilft, die Elastizität deiner Haut zu bewahren und feine Linien sowie Falten zu reduzieren.
Heilsamer Hautschutz: Ghee hat wunderbare heilende Eigenschaften. Ob kleine Schnitte, Verbrennungen oder Hautirritationen, Ghee beruhigt die Haut, fördert die Heilung und hilft, Entzündungen zu reduzieren.
Antibakterieller Helfer: Mit seinen antibakteriellen und entzündungshemmenden Eigenschaften kann Ghee helfen, Hautinfektionen zu bekämpfen und Rötungen zu lindern. Es sorgt für eine klare, gesunde Haut.
Strahlender Teint: Regelmäßige Anwendung von Ghee verleiht deiner Haut einen natürlichen Glanz und einen gleichmäßigen Hautton. Es ist dein Geheimnis für einen frischen, strahlenden Teint.

Anwendung in der Hautpflege

Feuchtigkeitscreme: Nach der Reinigung einfach eine kleine Menge Ghee in die noch feuchte Haut einmassieren. Es zieht schnell ein und hinterlässt ein angenehm weiches Hautgefühl.
Verwöhnende Gesichtsmaske: Mische Ghee mit natürlichen Zutaten wie Honig oder Kurkuma und trage die Mischung als Maske auf. Nach 15–20 Minuten abspülen – deine Haut wird sich wunderbar erneuert anfühlen.
Lippenpflege: Für samtweiche Lippen einfach etwas Ghee auftragen. Es hilft sofort gegen Trockenheit und macht deine Lippen geschmeidig.
Nährende Haarpflege: Auch deine Haare profitieren von Ghee! Massiere es in die Kopfhaut und die Haarlängen ein, wenn dein Haar trocken oder strapaziert ist. Wenn du eher fettige Kopfhaut hast und nur trockene Spitzen, massiere das Ghee gezielt in die Haarspitzen. Lass es einige Stunden einwirken und wasche es dann gründlich aus. Das Ergebnis: glänzendes, gesundes Haar.

Ghee selbst herstellen

1. Erhitze 500 g ungesalzene Bio-Butter bei mittlerer Hitze, bis sie vollständig geschmolzen ist.
2. Reduziere die Hitze auf niedrige Stufe und lasse die geschmolzene Butter sanft köcheln. Dabei trennt sich die Butter in drei Schichten: Schaum oben, geklärte Butter in der Mitte und Milchrückstände am Boden.
3. Lass die Butter etwa 20–30 Minuten köcheln, bis die Flüssigkeit klar und goldgelb ist und sich die festen Milchrückstände am Boden des Topfes abgesetzt haben. Das Ghee sollte einen nussigen Duft verströmen.
4. Gieße das Ghee vorsichtig durch ein feinmaschiges Sieb, ein Teenetz aus Baumwolle oder ein Käsetuch in ein sauberes Glas, um die festen Rückstände zu entfernen. Achte darauf, den Bodensatz nicht mit in das Glas zu gießen.
5. Lass das Ghee auf Raumtemperatur abkühlen, bevor du das Glas verschließt.

Ghee muss nicht im Kühlschrank aufbewahrt werden. Es hält sich mehrere Monate bei Raumtemperatur in einem fest verschlossenen Glas an einem kühlen, dunklen Ort.

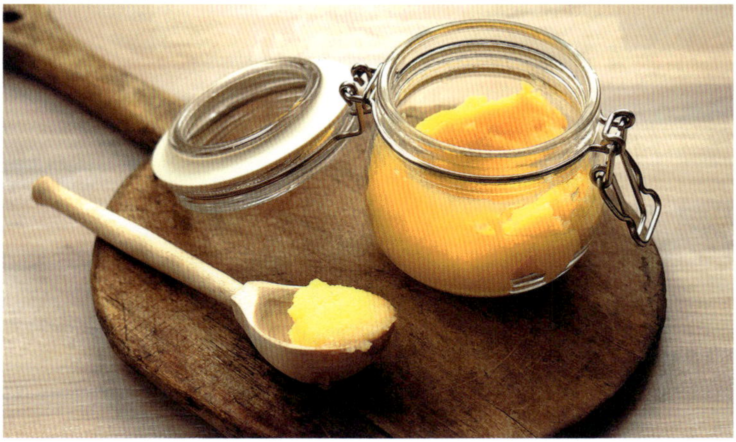

Ghee ist das ayurvedische Wundermittel für strahlende Haut.

REZEPTUREN FÜR ALLE HAUTTYPEN

Zusätzlich zur Standardreinigung haben wir hier Empfehlungen und Rezepturen für dich zusammengestellt, die du ein- oder mehrmals wöchentlich anwenden solltest.

Peelings

Ein wöchentliches Peeling ist unerlässlich, um abgestorbene Hautzellen zu entfernen, die Poren zu öffnen und eine glattere, strahlendere Haut zu erhalten. Unsere Haut verliert ständig Zellen. Wenn neue Hautzellen auf alte stoßen, hören sie auf, sich zu teilen. Wenn du schneller frische, gesunde Hautzellen haben möchtest, musst du die alten Zellen entfernen, die den Platz blockieren.

Die ayurvedische Hautpflege empfiehlt die Verwendung natürlicher Inhaltsstoffe, die sanft und effektiv sind. Diese Peelings sind speziell auf die Bedürfnisse der jeweiligen Doshas abgestimmt und helfen, abgestorbene Hautzellen zu entfernen, die Haut zu nähren und die allgemeine Hautstruktur und das Aussehen zu verbessern.

Vata-Balance-Peeling

Zutaten

2 EL Haferflocken
1 EL Mandelmehl
1 EL Honig
Wasser (nach Bedarf)

Zubereitung:

Haferflocken und Mandelmehl in einer Schüssel gut vermischen. Honig und nach Bedarf Wasser hinzufügen, um eine streichfähige Paste zu erhalten.

Anwendung:

Die Paste sanft auf die gereinigte, nasse Gesichtshaut auftragen und in kreisenden Bewegungen einmassieren. 10–15 Minuten einwirken lassen, mit warmem Wasser abspülen und die Haut sanft trocken tupfen.

Pitta-Balance-Peeling

Zutaten

1 EL Kichererbsenmehl (Besan)
1 EL Trockenmilchpulver
Wasser (nach Bedarf)

Zubereitung:

Kichererbsenmehl und Trockenmilchpulver in einem Glas vermischen. Nach und nach Wasser hinzufügen, bis eine dünne Paste entsteht. Das Glas gut verschließen.

Anwendung:

Beim Duschen 2 TL der Mischung in die Handfläche geben, bei Bedarf etwas Wasser zufügen, auf die nasse Haut auftragen und leicht einmassieren. Mit warmem Wasser abspülen und die Haut sanft trocken tupfen.

Kapha-Balance-Peeling

Zutaten

1 EL grobes Maismehl
1 EL Kurkumapulver
1 EL Joghurt oder Rosenwasser (für zusätzliche Feuchtigkeit)

Zubereitung:

Maismehl und Kurkumapulver in einer Schüssel vermischen. Joghurt oder Rosenwasser hinzufügen, bis eine dicke Paste entsteht.

Anwendung:

Die Paste sanft auf die gereinigte, nasse Gesichtshaut auftragen und in kreisenden Bewegungen einmassieren. 10–15 Minuten einwirken lassen, mit warmem Wasser abspülen und die Haut sanft trocken tupfen.

Masken

Wöchentliche Masken sind eine hervorragende Möglichkeit, die Haut intensiv zu pflegen, da sie tief in die Haut eindringen, um spezifische Hautprobleme zu behandeln und die Hautstruktur zu verbessern. Sie versorgen die Haut mit wichtigen Nährstoffen und helfen, Feuchtigkeit zu spenden, zu beruhigen und zu reinigen.

Vata-Feuchtigkeitsmaske

Zubereitung:

Hafermehl, Honig und Joghurt in einer Schüssel gut vermischen, bis eine glatte Paste entsteht.

Anwendung:

Die Maske gleichmäßig auf das gereinigte Gesicht auftragen, dabei die Augenpartie aussparen. 15-20 Minuten einwirken lassen. Mit lauwarmem Wasser abspülen und die Haut sanft trocken tupfen.

Zutaten

1 EL Hafermehl
1 EL Honig
1 EL Joghurt

Pitta-Beruhigungsmaske

Zubereitung:

Kichererbsenmehl, Kurkumapulver und Aloe-vera-Gel in einer Schüssel gut vermischen.

Anwendung:

Die Maske gleichmäßig auf das gereinigte Gesicht auftragen, dabei die Augenpartie aussparen. 15–20 Minuten einwirken lassen, mit kühlem Wasser abspülen und die Haut sanft trocken tupfen.

Zutaten

1 EL Kichererbsenmehl (Besan)
1 TL Kurkumapulver
1 EL Aloe-vera-Gel oder Molke

Kapha-Reinigungsmaske

Zutaten
1 EL Kurkumapulver
1 EL Honig
Saft einer halben Zitrone

Zubereitung:
Kurkumapulver, Honig und Zitronensaft in einer Schüssel gut vermischen.

Anwendung:
Die Maske gleichmäßig auf das gereinigte Gesicht auftragen, dabei die Augenpartie aussparen. 15–20 Minuten einwirken lassen, mit lauwarmem Wasser abspülen und die Haut sanft trocken tupfen.

Avocado oder Haferflocken findest du in jedem Supermarkt. Damit lassen sich ganz einfach deinem Typ entsprechende Masken herstellen.

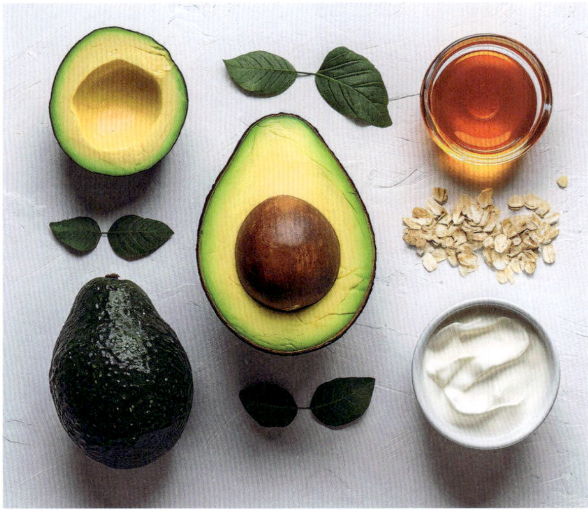

Masken zur zusätzlichen Pflege und Nährstoffversorgung

Aus leicht verfügbaren Nahrungsmitteln wie Avocado oder Haferflocken kannst du deinem Typ entsprechende weitere Masken für die zusätzliche Pflege und Nährstoffversorgung herstellen:

Avocado-Maske für Vata-Dosha

Diese Maske spendet intensiv Feuchtigkeit und nährt trockene, spröde Vata-Haut. Zerdrücke eine reife Avocado zu einer glatten Paste und mische sie mit 1 EL Honig. Trage die Maske auf das Gesicht auf und lasse sie 10–15 Minuten einwirken, bevor du sie mit warmem Wasser abspülst.

Haferflocken-Maske für Pitta-Dosha

Ideal für empfindliche Pitta-Haut, beruhigt und kühlt diese Maske Rötungen und Entzündungen. Mische 2 EL Haferflocken mit 1 EL Joghurt und 1 TL Honig zu einer Paste. Trage die Maske auf das Gesicht auf und lasse sie 10–15 Minuten einwirken, bevor du sie mit warmem Wasser abspülst.

Sandelholz-Maske für Kapha-Dosha

Diese Maske wirkt klärend und hilft, überschüssiges Öl bei Kapha-Haut zu kontrollieren. Mische Sandelholzpulver mit Rosenwasser zu einer glatten Paste. Trage die Maske auf das Gesicht auf und lasse sie 10–15 Minuten einwirken, bevor du sie mit warmem Wasser abspülst.

Körperöle

Auch in der äußerlichen Hautpflege spielen Öle eine zentrale Rolle im Ayurveda. Sie nähren die Haut, versorgen sie mit Feuchtigkeit und stärken ihre natürliche Barriere. Unterschiedliche Doshas haben dabei unterschiedliche Bedürfnisse, die durch die Wahl des richtigen Öls und seiner Begleitstoffe optimal unterstützt werden können. Hier erhältst du einfache und effektive Rezepte für Körperöle, die speziell auf deine Bedürfnisse abgestimmt sind.

Vata: Nährendes Körperöl

Zutaten

½ Tasse Mandelöl
10 Tropfen ätherisches Lavendelöl
5 Tropfen ätherisches Sandelholzöl

Zubereitung:

Mandelöl in einer Schüssel bereitstellen. Ätherisches Lavendelöl und ätherisches Sandelholzöl hinzufügen. Gut umrühren und in eine saubere Glasflasche füllen, vor Gebrauch gut schütteln.

Anwendung:

Nach dem Duschen eine kleine Menge auf die noch feuchte Haut auftragen und sanft einmassieren.

Pitta: Beruhigendes Körperöl

Zutaten

½ Tasse Kokosöl
10 Tropfen ätherisches Pfefferminzöl
5 Tropfen ätherisches Kamillenöl

Zubereitung:

Kokosöl im Wasserbad erwärmen, bis es flüssig ist. Ätherisches Pfefferminzöl und ätherisches Kamillenöl hinzufügen. Gut umrühren und in eine saubere Glasflasche füllen, vor Gebrauch gut schütteln.

Anwendung:

Nach dem Duschen eine kleine Menge auf die noch feuchte Haut auftragen und sanft einmassieren.

Kapha: Belebendes Körperöl

Zutaten

½ Tasse Sesamöl
10 Tropfen ätherisches Rosmarinöl
5 Tropfen ätherisches Zitronenöl

Zubereitung:

Sesamöl in einem Wasserbad leicht erwärmen, bis es flüssig wird. Ätherisches Rosmarinöl und ätherisches Zitronenöl hinzufügen. Gut umrühren und in eine saubere Glasflasche füllen. Vor Gebrauch gut schütteln.

Anwendung:

Nach dem Duschen eine kleine Menge auf die noch feuchte Haut auftragen und sanft einmassieren.

Besondere Pflege

Natürlicher Augen-Make-up-Entferner

Es ist wichtig, Make-up immer gründlich zu entfernen, besonders an den Augen, da die Haut dort besonders empfindlich ist und Reste von Make-up Irritationen, Trockenheit und sogar Entzündungen verursachen können.

Zutaten

2 EL Aprikosenkernöl
2 EL Rosenblütenwasser
2 Vitamin E-Kapseln (oder ½ TL Vitamin E-Öl)

Zubereitung:

1. Gib das Aprikosenkernöl und das Rosenblütenwasser in eine kleine, saubere Flasche. Aprikosenkernöl ist leicht und eignet sich hervorragend für empfindliche Haut, während Rosenblütenwasser beruhigende und entzündungshemmende Eigenschaften hat.
2. Stich die Vitamin-E-Kapseln auf und drücke das Öl in die Flasche. Vitamin E wirkt als Antioxidans und hilft, die Haut um die Augen zu pflegen und zu regenerieren.
3. Verschließe die Flasche und schüttle sie kräftig, damit sich die Zutaten gut miteinander vermischen.

Anwendung:

- Trage eine kleine Menge des Make-up-Entferners auf ein Wattepad auf.
- Wische sanft über die Augenpartie, um das Make-up zu entfernen.
- Wiederhole den Vorgang, falls nötig, und achte darauf, nicht zu stark zu reiben.

Tipp: Schüttle die Mischung vor jeder Anwendung gut, da sich Öl und Wasser voneinander trennen können. Bewahre den Make-up-Entferner an einem kühlen, dunklen Ort auf, um die Frische der Zutaten zu erhalten. Der Entferner ist sanft zur Haut und eignet sich auch für empfindliche Hauttypen.

Abendliches Glow-Serum für strahlende Haut

Dieses Glow-Serum ist ideal für alle Hauttypen, einschließlich empfindlicher und entzündeter Haut. Die beruhigende Kombination aus Aloe vera, Hanföl und Lavendelöl hilft, Rötungen zu reduzieren und die Haut zu entspannen, während Wildrosenöl und Aprikosenkernöl die Haut mit Nährstoffen versorgen und den Teint aufhellen.

Zutaten

1 EL Aprikosenkernöl
1 EL Wildrosenöl (Hagebuttenkernöl)
1 EL Hanföl
1 TL Aloe-vera-Gel
3–4 Tropfen Vitamin-E-Öl (alternativ 2 Vitamin-E-Kapseln)
2 Tropfen ätherisches Lavendelöl (optional)

Zubereitung:

1. Gib das Aprikosenkernöl, Wildrosenöl und Hanföl in eine saubere, dunkle Glasflasche. Diese Kombination von Ölen ist reich an essenziellen Fettsäuren und Antioxidantien, die die Haut regenerieren und Entzündungen lindern.
2. Füge das beruhigende und feuchtigkeitsspendende Aloe-vera-Gel hinzu. Es hilft, die Haut zu kühlen und zu beruhigen, besonders wenn sie gereizt oder entzündet ist.
3. Gib das Vitamin-E-Öl oder die aufgestochenen Kapseln in die Mischung. Vitamin E unterstützt die Hautheilung und schützt vor freien Radikalen.
4. Füge optional 2 Tropfen ätherisches Lavendelöl hinzu. Lavendelöl wirkt beruhigend, entzündungshemmend und fördert die Heilung, was besonders bei entzündeter Haut vorteilhaft ist.
5. Verschließe die Flasche und schüttle sie gut, um alle Zutaten gründlich zu vermischen. Bewahre das Öl an einem dunklen, kühlen Ort auf.

Anwendung:

Trage abends 2–3 Tropfen des Serums auf die gereinigte, leicht feuchte Haut von Gesicht und Hals auf. Massiere das Serum sanft in die Haut ein, bis es vollständig eingezogen ist und lass es über Nacht einwirken, um die regenerativen Eigenschaften optimal zu nutzen.

Lippenpeeling mit Zucker und Honig

Zubereitung:
Mische den Zucker mit dem Honig und dem Öl zu einer Paste.

Anwendung:
Trage die Mischung auf die Lippen auf und massiere sie sanft in kreisenden Bewegungen ein, um abgestorbene Hautzellen zu entfernen. Lass das Peeling für 1–2 Minuten einwirken und spüle es dann mit lauwarmem Wasser ab. Trage danach einen pflegenden Lippenbalsam auf, um die Lippen mit Feuchtigkeit zu versorgen.

Zutaten
1 TL Zucker (fein)
½ TL Honig
½ TL Kokos- oder Olivenöl

Die folgenden Anwendungen bieten gezielte Pflege und Linderung bei akuten Hautproblemen und sind speziell auf die jeweiligen Bedürfnisse der Doshas abgestimmt. Egal ob es um Entzündungen, Trockenheit oder überschüssiges Öl geht, diese Behandlungen helfen, akute Beschwerden zu lindern und die Haut schneller wieder ins Gleichgewicht zu bringen.

Vata: Beruhigender Hafermilch-Honig-Wickel

Dieser Wickel beruhigt trockene, gereizte Vata-Haut und spendet intensive Feuchtigkeit, während er die Haut weich und geschmeidig macht.

Zubereitung:
Die Haferflocken in der warmen Milch einweichen, bis sie weich sind. Den Honig hinzufügen und gut vermischen. Den Sud abseihen, um die flüssige Mischung zu erhalten.

Anwendung:
Ein weiches Tuch in die Hafermilch-Honig-Mischung tauchen und leicht auswringen. Das Tuch auf die betroffenen Hautstellen legen und 15–20 Minuten einwirken lassen. Den Wickel entfernen und die Haut mit warmem Wasser abspülen.

Zutaten
½ Tasse Haferflocken
2 Tassen warme Milch
1 EL Honig

Pitta: Beruhigender Kamillen-Rosen-Sud-Wickel

Dieser Wickel beruhigt entzündete Pitta-Haut und reduziert Rötungen und Irritationen.

Zutaten

1 EL getrocknete Kamillenblüten
1 EL getrocknete Rosenblüten
2 Tassen Wasser

Zubereitung:

Kamillen- und Rosenblüten in einem Topf mit Wasser aufkochen. Die Hitze reduzieren und 10–15 Minuten köcheln lassen. Den Sud abseihen und abkühlen lassen.

Anwendung:

Ein weiches Tuch in den abgekühlten Sud tauchen und leicht auswringen. Das Tuch auf die betroffenen Hautstellen legen und 15–20 Minuten einwirken lassen. Den Wickel entfernen und die Haut mit kühlem Wasser abspülen.

Kapha: Belebender Ingwer-Zitronen-Wickel

Dieser Wickel belebt die Kapha-Haut, regt die Durchblutung an und hilft, überschüssiges Öl zu reduzieren.

Zutaten

1 EL frisch geriebener Ingwer
Saft einer halben Zitrone
2 Tassen warmes Wasser

Zubereitung:

Den geriebenen Ingwer in warmem Wasser ziehen lassen, den Zitronensaft hinzufügen und gut vermischen.

Anwendung:

Ein weiches Tuch in die Mischung tauchen und leicht auswringen. Das Tuch auf die betroffenen Hautstellen legen und 15–20 Minuten einwirken lassen. Den Wickel entfernen und die Haut mit warmem Wasser abspülen.

Beruhigende Sommerhaut-Maske mit Leinsamengel

Diese Maske ist für alle Doshas geeignet. Ihre kühlenden und feuchtigkeitsspendenden Eigenschaften wirken beruhigend auf gestresste Haut und sind besonders hilfreich bei Sommerhitze und Reizungen.

- Vata-Dosha: Die intensive Feuchtigkeit durch das Leinsamengel und Aloe vera beruhigt trockene, gereizte Haut und schützt vor dem Austrocknen.
- Pitta-Dosha: Die kühlende Wirkung von Aloe vera und Lavendelöl lindert Entzündungen und Rötungen, die typisch für Pitta-Haut sind, besonders bei Hitze oder Sonnenbrand.
- Kapha-Dosha: Obwohl Kapha-Haut weniger anfällig für Trockenheit ist, profitiert sie von der leichten, nicht fettenden Textur dieser Maske, die überschüssige Öle nicht verstärkt und dennoch beruhigend wirkt.

Zutaten

2 EL Leinsamen
1 Tasse Wasser
ein paar Tropfen ätherisches Lavendelöl
1 TL Aloe-vera-Gel

Zubereitung:

1. Die Leinsamen mit Wasser in einem Topf zum Kochen bringen, Hitze reduzieren und 10–15 Minuten köcheln lassen, bis das Wasser gelartig wird.
2. Durch ein feines Sieb oder Mulltuch abseihen, das Gel auffangen.
3. Ein paar Tropfen ätherisches Lavendelöl darin unterrühren, 1 TL Aloe-vera-Gel einrühren und gut vermischen.

Anwendung:

Als Maske: Auf das gereinigte Gesicht auftragen, 15–20 Minuten einwirken lassen und mit warmem Wasser abspülen. Für gestresste Hautstellen: Auf betroffene Stellen auftragen, um Sonnenbrand und Reizungen zu lindern. Die Mischung hält sich einige Tage im Kühlschrank.

44 GLOW-FOOD-REZEPTE

Eine ausgewogene Ernährung ist der Schlüssel zu gesunder Haut. In diesem Kapitel zeigen wir dir einfache, aber wirkungsvolle Rezepte, die nicht nur lecker sind, sondern auch deinem Körper und deiner Haut guttun: durch eine gezielte Auswahl von Lebensmitteln, die deine Verdauung verbessern und deinem Körper alle wichtigen Nährstoffe für den gesunden Gewebeaufbau zuführen.

GETRÄNKE

Golden-Glow-Smoothie

1 Portion · 10 Minuten

Dieser warme ayurvedische Smoothie ist wie ein kleiner Wellness-Urlaub für deine Haut. Reich an Antioxidantien und entzündungshemmenden Inhaltsstoffen, sorgt er für einen strahlenden Teint. Banane und Dattel liefern natürliche Süße und Nährstoffe, während Zimt und Kardamom die Durchblutung verbessern und antibakterielle Vorteile bieten.

Zutaten

60 g Süßkartoffel
½ Banane
1 getrocknete Dattel, entsteint
1 Prise Zimt
1 Prise gemahlener Kardamom
¼ TL gemahlener Kurkuma
1 Glas warme Mandelmilch oder Wasser

Zubereitung

1 Die Süßkartoffel schälen und 5 Minuten in etwas Wasser kochen, mit einer Gabel zerdrücken. Mit Banane, Dattel, Zimt, Kurkuma und Kardamom in einen Mixer geben.

2 Die warme Mandelmilch oder Wasser hinzufügen. Alles zu einem glatten Smoothie mixen. In ein Glas gießen und warm genießen.

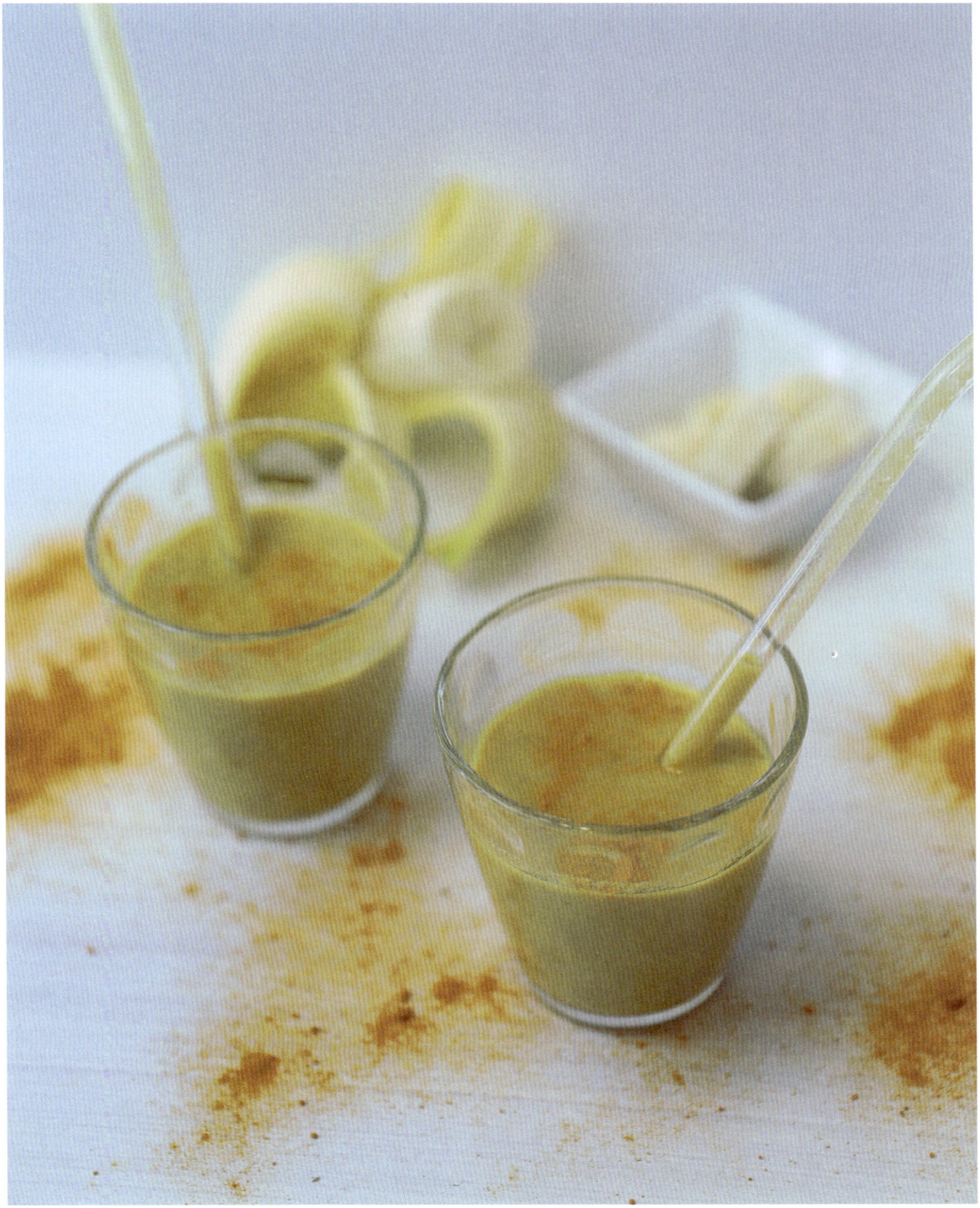

Goldene Kurkuma-Rosen-Milch

1 Portion · 5 Minuten

Goldene Kurkuma-Milch ist ein Schönheitselixier in einer Tasse. Kurkuma wirkt entzündungshemmend und antioxidativ, hilft bei Hautunreinheiten und sorgt für einen strahlenden Teint. Ingwer und Zimt fördern die Durchblutung und verleihen der Haut einen gesunden Glanz. Kokosöl verbessert die Nährstoffaufnahme, unterstützt die Hautfeuchtigkeit und -elastizität, während Rosenblätter eine beruhigende Wirkung haben und für eine zarte, geschmeidige Haut sorgen.

Zutaten

250 ml Pflanzenmilch
1 TL gemahlener Kurkuma
½ TL Zimt
1,5 cm frischer Ingwer
1 Prise schwarzer Pfeffer
1 TL Kokosöl
1 TL Ahornsirup oder anderer natürlicher Süßstoff
¼ TL Muskatnuss
¼ TL gemahlener Kardamom
1 TL getrocknete Rosenblütenblätter (optional)

Zubereitung

1 Die Pflanzenmilch in einem kleinen Topf bei mittlerer Hitze erwärmen, aber nicht zum Kochen bringen. Kurkuma, Zimt, Ingwer, Pfeffer, Muskatnuss und Kardamom hinzufügen und gut umrühren.

2 Kokosöl hinzufügen und die Mischung weiterhin bei mittlerer Hitze rühren, bis sie heiß ist (aber nicht kocht).

3 Vom Herd nehmen und Ahornsirup hinzufügen. Gut umrühren, in eine Tasse gießen und optional mit getrockneten Rosenblütenblättern garnieren. Warm genießen.

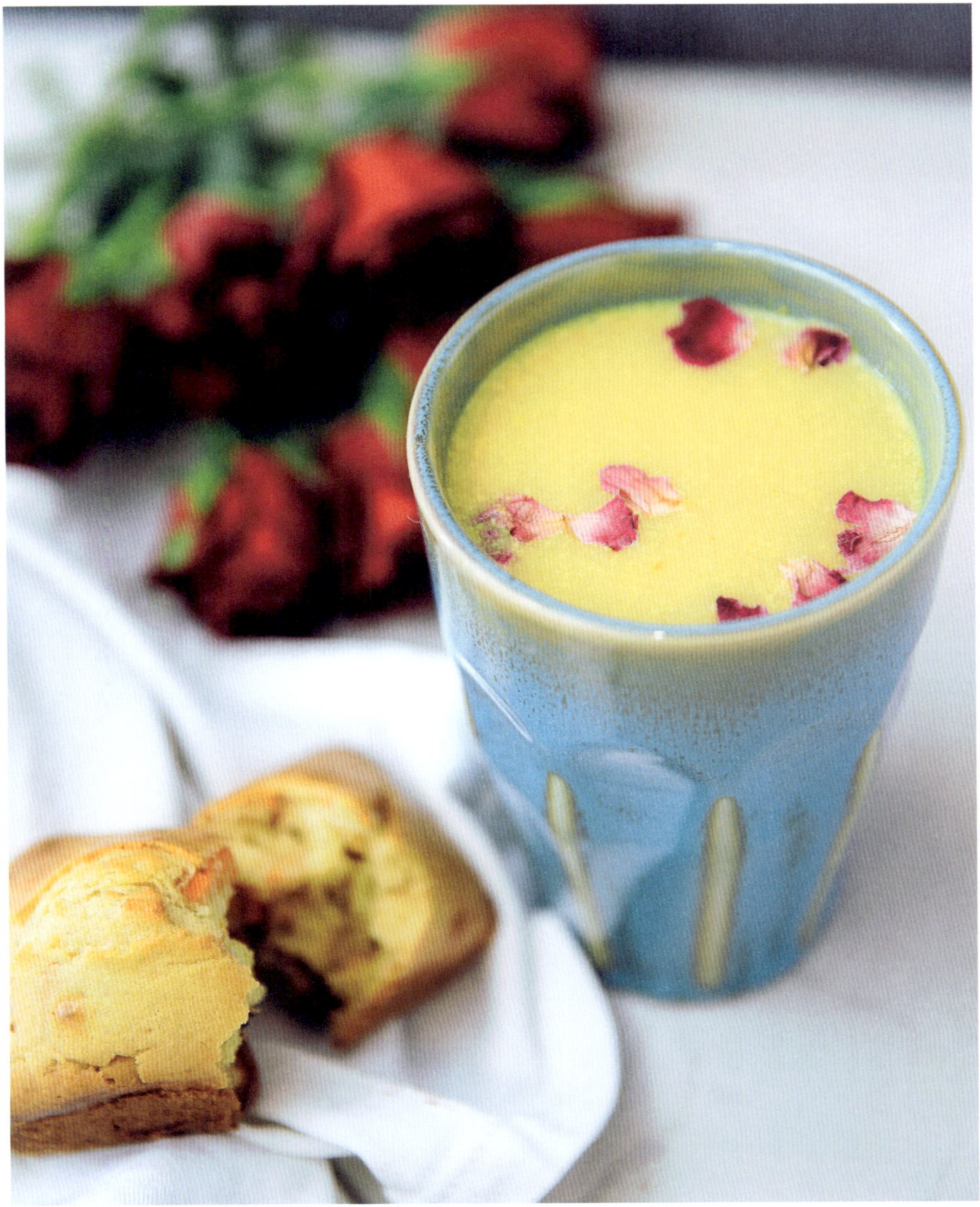

Vegane Schoko-Kokos-Happen

12–16 Stück · 30 Minuten + 2 Stunden Kühlzeit

Kokosnüsse sind nicht nur reich an Eiweiß, sondern enthalten auch gesunde Fette, die Haare, Haut und Nägel zum Strahlen bringen. Ihre mittelkettigen Fettsäuren, insbesondere Laurinsäure, wirken antibakteriell und entzündungshemmend. Diese Fette helfen, die Haut mit Feuchtigkeit zu versorgen, unterstützen die Regeneration von Hautzellen und können die natürliche Schutzbarriere der Haut stärken. Zudem fördern sie die Aufnahme fettlöslicher Vitamine wie A, D, E und K, die essentiell für gesundes Haar und starke Nägel sind.

Zutaten

Füllung
120 g Kokosraspeln
75 g Kokoscreme
60 g Kokosmilch
2 EL Ahornsirup
etwas Kokosfett für die Form

Schokoüberzug
55 g Kokosöl
30 g Kakaopulver
1 EL Ahornsirup

Außerdem
Eiswürfelform

Zubereitung

1 Für die Füllung Kokosraspeln, Kokoscreme, Kokosmilch und Ahornsirup in einen Mixer geben und zu einer dicken homogenen Masse mixen. Eine Eiswürfelform mit Kokosfett ausreiben und die Masse in die Fächer füllen. Die Form für ca. 1 Stunden in den Kühlschrank oder Gefrierschrank stellen, damit die Mischung fest wird.

2 Für den Schokoüberzug Kokosöl, Kakaopulver und Ahornsirup in einen kleinen Topf geben und bei niedriger Hitze unter ständigem Rühren schmelzen, bis eine glatte Schokomasse entsteht. Vom Herd nehmen und abkühlen lassen.

3 Die fest gewordene Kokosmischung aus dem Kühlschrank nehmen und Kokosstücke herausnehmen. Mit zwei Löffeln die Kokosstücke in die Schokomischung tauchen, bis sie komplett überzogen sind. Die überzogenen Stücke zum Aushärten wieder ca. 1 Stunde in den Kühlschrank oder Gefrierschrank legen.

4 Für einen dickeren Schokoüberzug die Stücke nach dem Aushärten ein weiteres Mal in die Schokomischung tauchen. Anschließend in einem luftdichten Behälter im Kühlschrank aufbewahren.

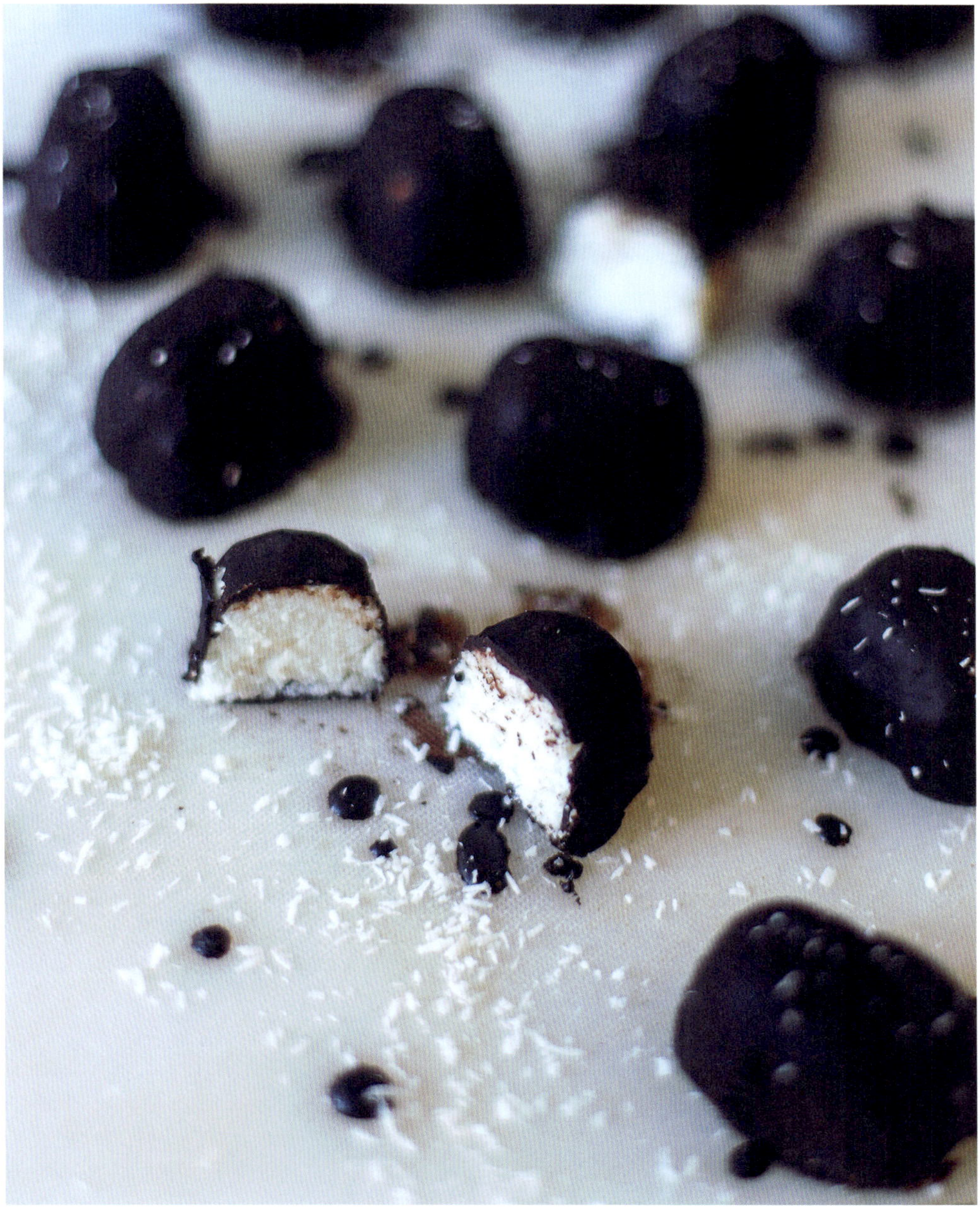

Vrishya Ksheera (heilende Milch)

1 Portion · 5 Minuten

Vrishya Ksheera ist eine besondere Art von heilender Milch: Vrishya bedeutet „aphrodisierend" oder „das, was die Fruchtbarkeit und Vitalität fördert", Ksheera steht für Milch. Vrishya Ksheera wird oft vor dem Schlafengehen getrunken, um die Erholung zu fördern und die Lebensenergie zu stärken. Es wird nicht nur für seine Eigenschaften zur Steigerung der Libido geschätzt, sondern auch für seine allgemein tonisierende Wirkung auf den Körper. Ghee verbessert das Aroma und die Textur der Mischung. Es hilft nicht nur beim Geschmack, sondern auch bei der Aufnahme der Gewürze in den Körper.

Zutaten

1 Tasse Pflanzenmilch
4–5 getrocknete Datteln, entsteint
½ TL gemahlener Kardamom
1 Prise Safranpulver
½ TL Zimt
1 TL Ghee
ein paar Tropfen Rosenwasser (optional)

Zubereitung

1 Die Milch in einem kleinen Topf bei mittlerer Hitze erwärmen, aber nicht zum Kochen bringen. Die Datteln in der Zwischenzeit fein hacken oder pürieren.

2 Die Datteln zusammen mit Kardamom, Safran und Zimt zur warmen Milch hinzufügen. Ghee in die Mischung rühren. Sanft bei niedriger Hitze etwa 5–10 Minuten köcheln lassen.

3 Gelegentlich umrühren, damit sich die Aromen gut verbinden und die Datteln die Milch süßen. Ein paar Tropfen Rosenwasser vor dem Servieren sorgen für zusätzliches Aroma.

KULINARISCHE BEGLEITER

Omega-3-Nussmix

ca. 30 Portionen à 15 g · 5 Minuten

Dieser Nuss-und-Samenmix unterstützt nicht nur die allgemeine Gesundheit, sondern trägt auch zu einer gesunden Haut bei. Du kannst ihn über Joghurt, Müsli oder Salate streuen, um auf einfache Weise deine tägliche Aufnahme von Omega-3-Fettsäuren zu erhöhen. Stell dir immer eine Schale in die Küche, sodass du deine tägliche Portion leicht greifen kannst.
Wir empfehlen, täglich etwa 1–2 EL zu dir zu nehmen, um die optimale Versorgung der Haut mit Omega-3-Fettsäuren sicherzustellen. Diese Menge liefert wertvolle Nährstoffe, die deine Hautgesundheit unterstützen und ihr ein strahlendes Aussehen verleihen.

Zubereitung

Alle Zutaten in einer großen Schüssel gründlich vermischen. In einem luftdichten Behälter aufbewahren.

Zutaten

120 g Walnüsse
120 g Chiasamen
120 g gemahlene Leinsamen
120 g Hanfsamen

Trockenfrucht-Kompott

4 Portionen · 15 Minuten + Einweichzeit über Nacht

Da es im Rahmen einer Hautkur ratsam sein kann, auf rohe Früchte zu verzichten, hier ein einfaches Rezept für ein Kompott aus Trockenfrüchten. Natürlich kannst du die Zutaten nach Belieben variieren! Pflaumen und Zwetschgen fördern die Verdauung und wirken entzündungshemmend. Außerdem sind sie reich an Mineralstoffen und Spurenelementen.

Zutaten

200 g getrocknete Aprikosen
100 g getrocknete Pflaumen
100 g getrocknete Äpfel
100 g getrocknete Feigen
2 Nelken
4 grüne Kardamomkapseln
2 Zimtstangen
5 Scheiben frischer Kurkuma
450 ml Wasser

Zubereitung

1 In einem Topf die Trockenfrüchte zusammen mit den Gewürzen über Nacht im Wasser einweichen.

2 Am nächsten Tag die Mischung aufkochen, Hitze reduzierteren und alles 15 bis 20 Minuten leicht köcheln lassen.

3 Das Kompott in ein Schraubglas füllen und als Topping für Porridge oder andere Gerichte servieren.

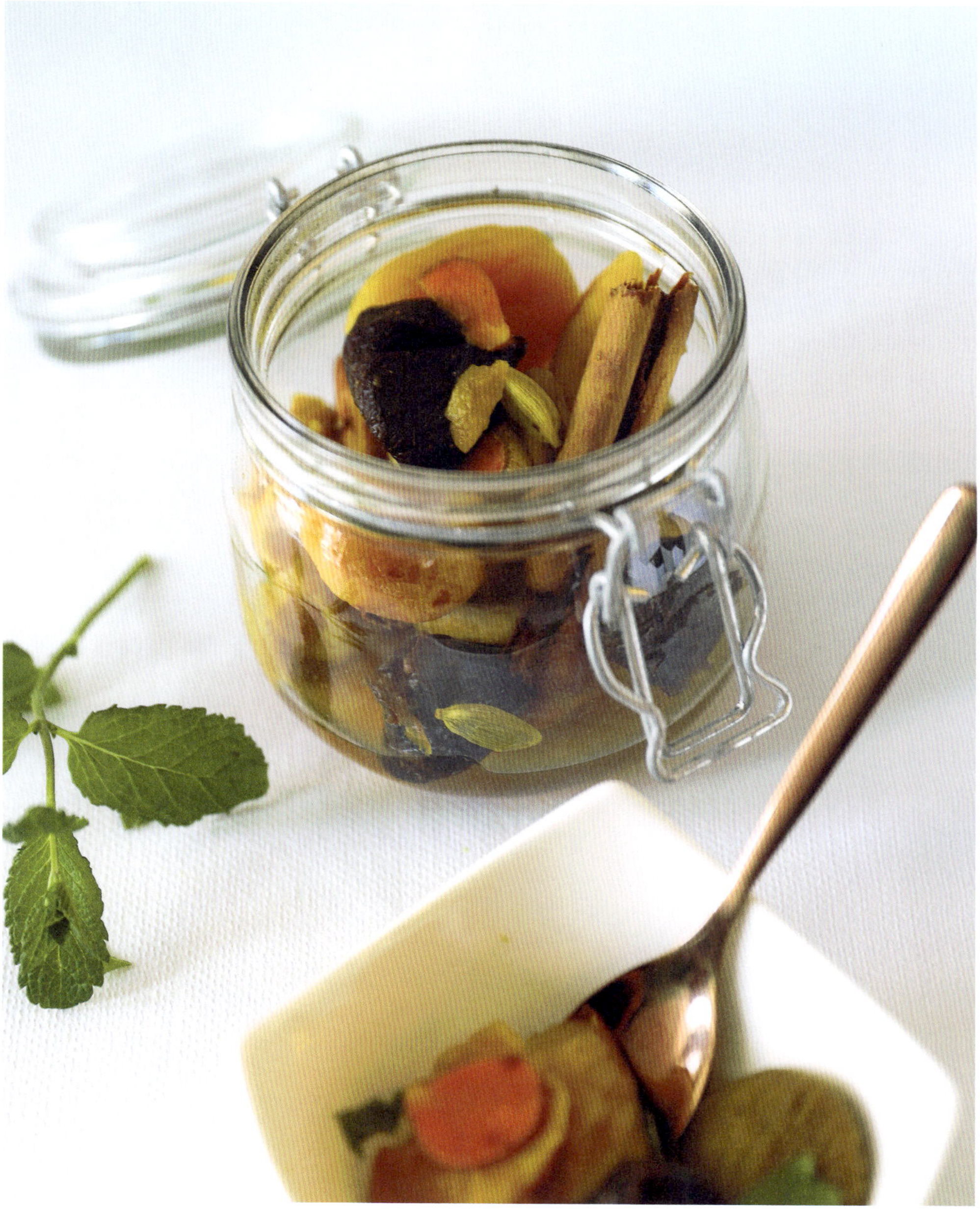

Basisvorrat Granola

ca. 20 Portionen · 10 Minuten + 60 Minuten Backzeit

Hafer ist durch seinen hohen Eisengehalt besonders vorteilhaft bei Blutarmut und unterstützt durch Biotin die Stärkung von Haaren, Haut und Nägeln. Zink im Hafer fördert die Wundheilung und trägt zu einem gesunden Hautbild bei.

Zutaten

120 ml Ahornsirup
100 ml heißes Wasser
2 EL Orangensaft
2 Zimtstangen
300 g grobe Haferflocken
300 g Dinkelflocken
500 g Gersten- oder Roggenflocken
100 g Getreidekleie
200 g Nüsse nach Wahl (z. B. Haselnüsse, Mandeln, Walnüsse)
150 g Sonnenblumenkerne
50 g Sesamsamen
80 g gelbe Rosinen oder Cranberrys
80 g getrocknete Datteln, entsteint, in Streifen geschnitten

Zubereitung

1 Den Ofen auf 120 °C vorheizen. Ahornsirup, heißes Wasser und Orangensaft gründlich mit einem Schneebesen verrühren.

2 Alle restlichen Zutaten in einer großen Schüssel gut durchmischen. Die Flüssigkeit dazugeben und alles gründlich mit einem Kochlöffel oder den Händen vermischen.

3 Die Mischung gleichmäßig auf zwei Backbleche verteilen, je mit einer Zimtstange. Das Granola etwa 1 Stunde im Ofen backen, bis es leicht braun wird. Alle 15 Minuten gut durchmischen, damit nichts anbrennt.

4 Das Granola vollständig abkühlen lassen und in einem luftdichten Behälter aufbewahren.

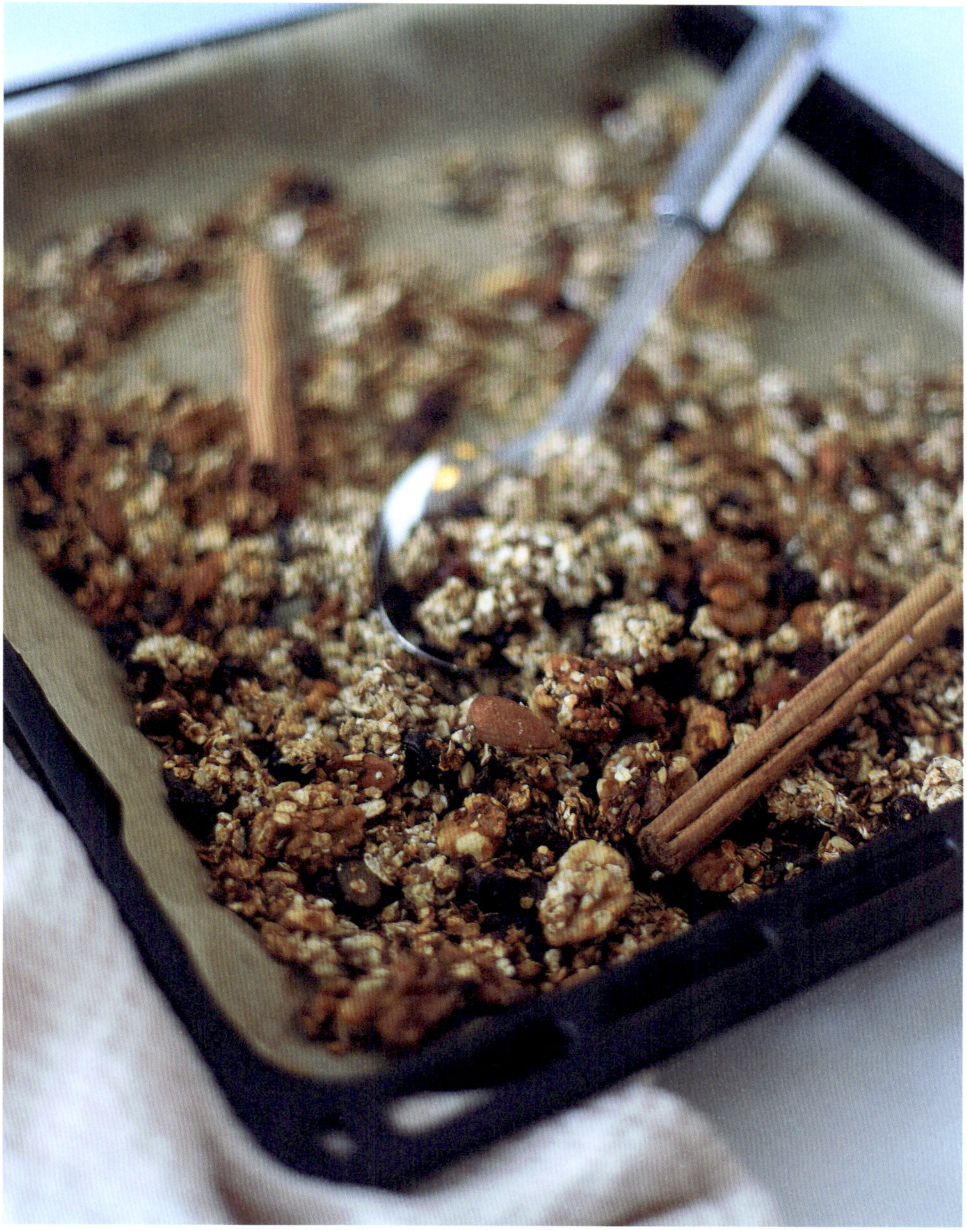

Chyawanprash Deluxe

ca. 800 g bis 1 kg · 40 Minuten

Diese traditionelle ayurvedische Mischung aus Früchten, Honig und Gewürzen ist nicht nur lecker, sondern ein echtes Kraftpaket. Chyawanprash bringt dich in Schwung und sorgt für ein gutes Wohlbefinden, egal ob als Brotaufstrich, Topping für Joghurt oder Porridge, im Smoothie, in der warmen Milch, zum Verfeinern von Desserts oder als kleiner Energieschub zwischendurch.

Zutaten

Fruchtmischung:
500 g Pflaumen, entkernt
200 g getrocknete Datteln, entsteint
20–25 Basilikumblätter
25 g Ghee
150 g Honig

Gewürzmischung:
1 TL gemahlener Ingwer
1 Zimtstange
10 grüne Kardamomkapseln
10 Nelken
5 Sternanis
2 EL schwarze Pfefferkörner
1 TL Kreuzkümmelsamen
2 EL Fenchelsamen
2–3 Lorbeerblätter
10–12 Safranfäden
2 EL getrocknete Rosenblätter oder Hagebuttenpulver (optional)
25 g Sesamöl

Zubereitung

1 Für die Fruchtmischung die Pflaumen zusammen mit den Datteln in einem Topf mit etwas Wasser weich kochen und abkühlen lassen. Die Mischung zusammen mit den Basilikumblättern in einem Mixer zu einem feinen Mus pürieren.

2 Das Ghee in einer großen Pfanne bei mittlerer Hitze erhitzen und das Mus hinzufügen. Gut verrühren.

3 Für die Gewürzmischung die Gewürze in einem Mörser oder einer Gewürzmühle fein mahlen. Das Sesamöl in einer Pfanne erhitzen, die Gewürze hinzufügen und 1–2 Minuten darin anschwitzen, bis sie duften. Alles zur Fruchtmischung geben und gut unterrühren.

4 Die Mischung vom Herd nehmen und abkühlen lassen. Den Honig unter die abgekühlte Mischung rühren, bis er vollständig eingearbeitet ist.

5 Die Chyawanprash Deluxe in ein steriles Glasgefäß füllen und im Kühlschrank aufbewahren.

REZEPTE FÜR WOCHE 1 UND 2

Gerstengraupenbrei

4 Portionen · 45 Minuten

Dieser Gerstengraupenbrei unterstützt die Hautgesundheit durch seine Kombination aus mineralstoffreicher Perlgerste, die das Bindegewebe stärkt, und antioxidantienreichen Äpfeln, die die Haut regenerieren. Zimt verleiht nicht nur ein wärmendes Aroma, sondern wirkt auch entzündungshemmend und hilft, Hautirritationen zu reduzieren. Zusammen mit den Früchten und optionalen Nüssen bietet der Brei eine nahrhafte Mischung für einen strahlenden Teint.

Zubereitung

1 Die Perlgerste unter fließendem Wasser abspülen, bis das Wasser klar ist, um überschüssige Stärke zu entfernen und die Gerste gründlich zu reinigen.

2 Die gewaschene Gerste zusammen mit dem Wasser oder der Mischung aus Wasser und Mandelmilch und einer Prise Salz in einen Topf geben. Die Mischung zum Kochen bringen, die Hitze reduzieren und die Gerste 30–40 Minuten köcheln lassen, bis sie weich ist und die Flüssigkeit größtenteils aufgenommen hat.

3 Die Äpfel waschen, schälen und würfeln. Rosinen oder Aprikosen fein hacken und mit den Äpfeln etwa 10 Minuten vor Ende der Kochzeit hinzufügen. So können die Früchte weich werden und ihren natürlichen Zucker freisetzen, der dem Brei eine angenehme Süße verleiht.

4 Den Zimt unterrühren und den Brei die letzten Minuten köcheln lassen. Den fertigen Brei in Schalen servieren und nach Wunsch mit Nüssen oder Samen für zusätzlichen Crunch und Nährwert garnieren.

Zutaten

1 Tasse Perlgerste
4 Tassen Wasser oder eine Mischung aus Wasser und Mandelmilch
Salz
2 Äpfel
¼ Tasse Rosinen oder getrocknete Aprikosen
1 TL Zimt
Nüsse oder Samen (z. B. Walnüsse, Chiasamen oder Leinsamen)

Entlastungs-Dal

2 Portionen · 50 Minuten

Die Kombination aus Mungbohnen, Karotten und einer Prise Gewürze wie Kreuzkümmel, Koriander und Ingwer macht den Dal leicht verdaulich und super wohltuend. Diese Mischung hilft, den Körper sanft zu entgiften, und bringt dich wieder in Balance – perfekt für Tage, an denen du etwas Gutes für dich tun willst.

Zutaten

2 mittelgroße Karotten
100 g Mung-Dal
3 ganze Kardamomschoten
Salz
2 cm frischer Ingwer
½ TL Kreuzkümmelsamen
½ TL Koriandersamen
ein Spritzer Zitronensaft
frischer Koriander

Zubereitung

1 Die Karotten schälen und in grobe Stücke schneiden.

2 Das Mung-Dal in einer Schüssel in mehrmals gewechseltem Wasser waschen, bis das Wasser klar abläuft.

3 Mung-Dal, Karotten, 1 l Wasser, angestoßene Kardamomschoten (in einem Teefilter) und eine Prise Salz in einen mittelgroßen Suppentopf geben und zum Kochen bringen. Auf ein schnelles Köcheln reduzieren, teilweise abdecken und 30–40 Minuten kochen, bis das Dal weich geworden ist.

4 Währendessen den Ingwer schälen und fein hacken und mit den restlichen Samen in einer Pfanne ohne Fett rösten, bis es anfängt zu duften. Die Mischung im Mörser mahlen und 5 Minuten vor Ende des Kochens zum Dal hinzugeben.

5 Kurz vor dem Servieren Zitronensaft hinzufügen, um dem Dal Frische zu verleihen. Die Kardamomschoten herausnehmen. Mit frischem Koriander bestreuen.

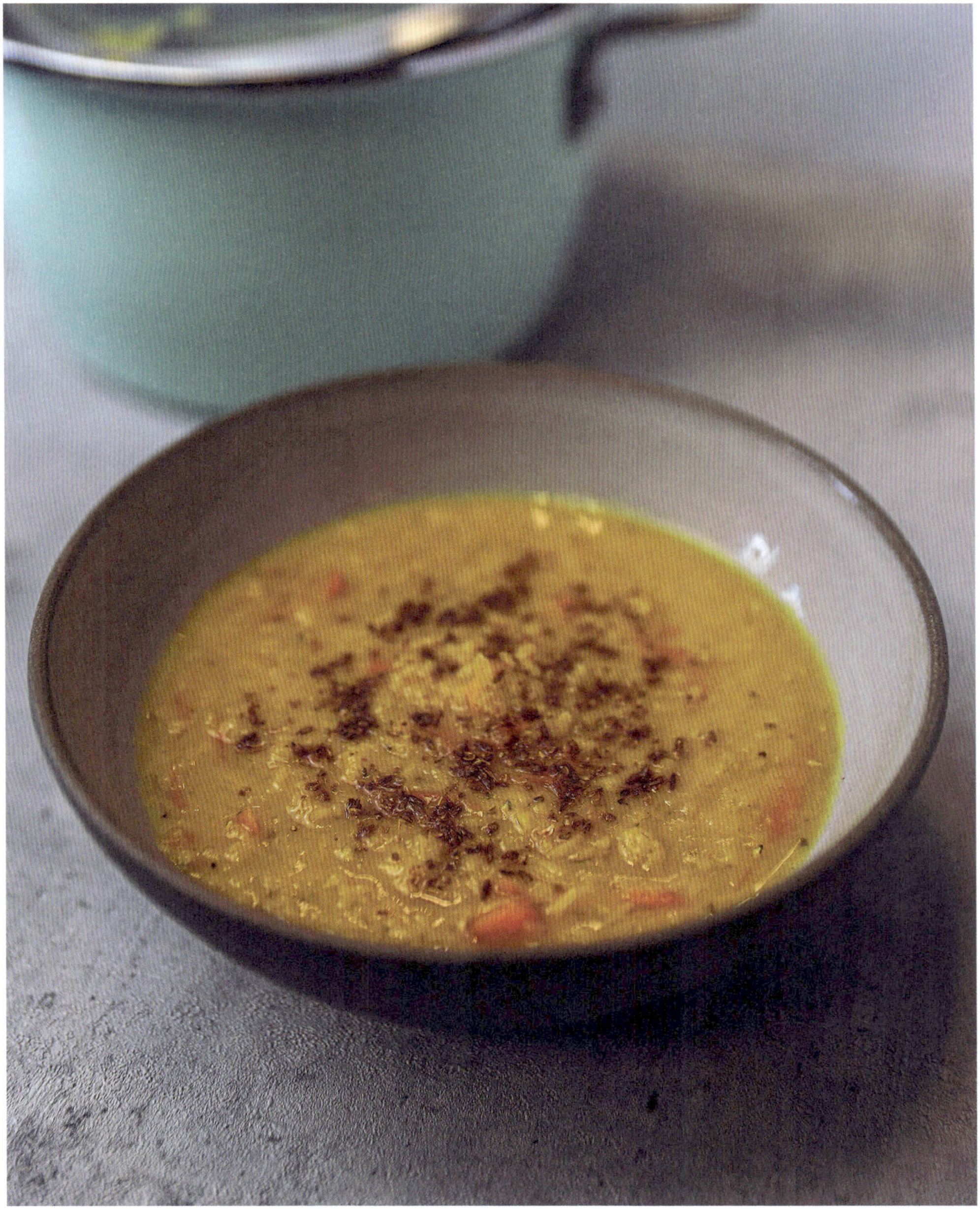

Graupen-Congee

4 Portionen · 20 Minuten + Kochzeit 60–90 Minuten

Congee, traditionell aus Reis zubereitet, lässt sich hervorragend mit Graupen adaptieren. Dieses Graupen-Congee ist nicht nur wärmend und nährend, sondern unterstützt durch seinen hohen Ballaststoffgehalt auch eine gesunde Darmflora. Die verwendeten Gewürze wie Fenchel und Kümmel können zudem die Verdauung fördern und Blähungen reduzieren. Wenn du die Graupen über Nacht einweichst, verkürzt sich die Kochzeit und die Verdaulichkeit verbessert sich.

Zutaten

1 Karotte
1 Stange Sellerie
1 kleiner Lauch oder eine Frühlingszwiebel
2 cm frischer Ingwer
1 EL Olivenöl oder Ghee
½ TL Fenchelsamen
½ TL Kümmelsamen
200 g Perlgraupen, über Nacht eingeweicht
1,5 l Wasser oder eine milde Gemüsebrühe
Salz und Pfeffer
frische Kräuter (Petersilie oder Koriander)
1 EL probiotisches Joghurt oder Kefir (optional)

Zubereitung

1 Die Karotte schälen und klein würfeln, den Sellerie fein hacken. Lauch oder Frühlingszwiebel putzen und in feine Ringe schneiden. Den Ingwer schälen und fein reiben.

2 Olivenöl oder Ghee in einem großen Topf erhitzen. Kümmel- und Fenchelsamen hinzufügen und leicht anrösten, bis sie duften. Das vorbereitete Gemüse dazugeben und alles einige Minuten dünsten, bis es weich wird.

3 Die Graupen unter fließendem Wasser gut abspülen. Hinzufügen, umrühren und das Wasser oder die Gemüsebrühe eingießen. Die Mischung zum Kochen bringen, die Hitze reduzieren und das Congee 60–90 Minuten lang köcheln lassen, bis die Graupen weich und die Mischung breiig wird. Gelegentlich umrühren und bei Bedarf mehr Flüssigkeit hinzufügen.

4 Etwa 10 Minuten vor Ende der Kochzeit Salz und Pfeffer hinzufügen und die Konsistenz nach Belieben anpassen. Das Congee sollte eine weiche, leicht flüssige Textur haben.

5 Das warme Congee in Schalen servieren und mit frischen Kräutern garnieren, für einen zusätzlichen probiotischen Schub Joghurt oder Kefir daraufgeben.

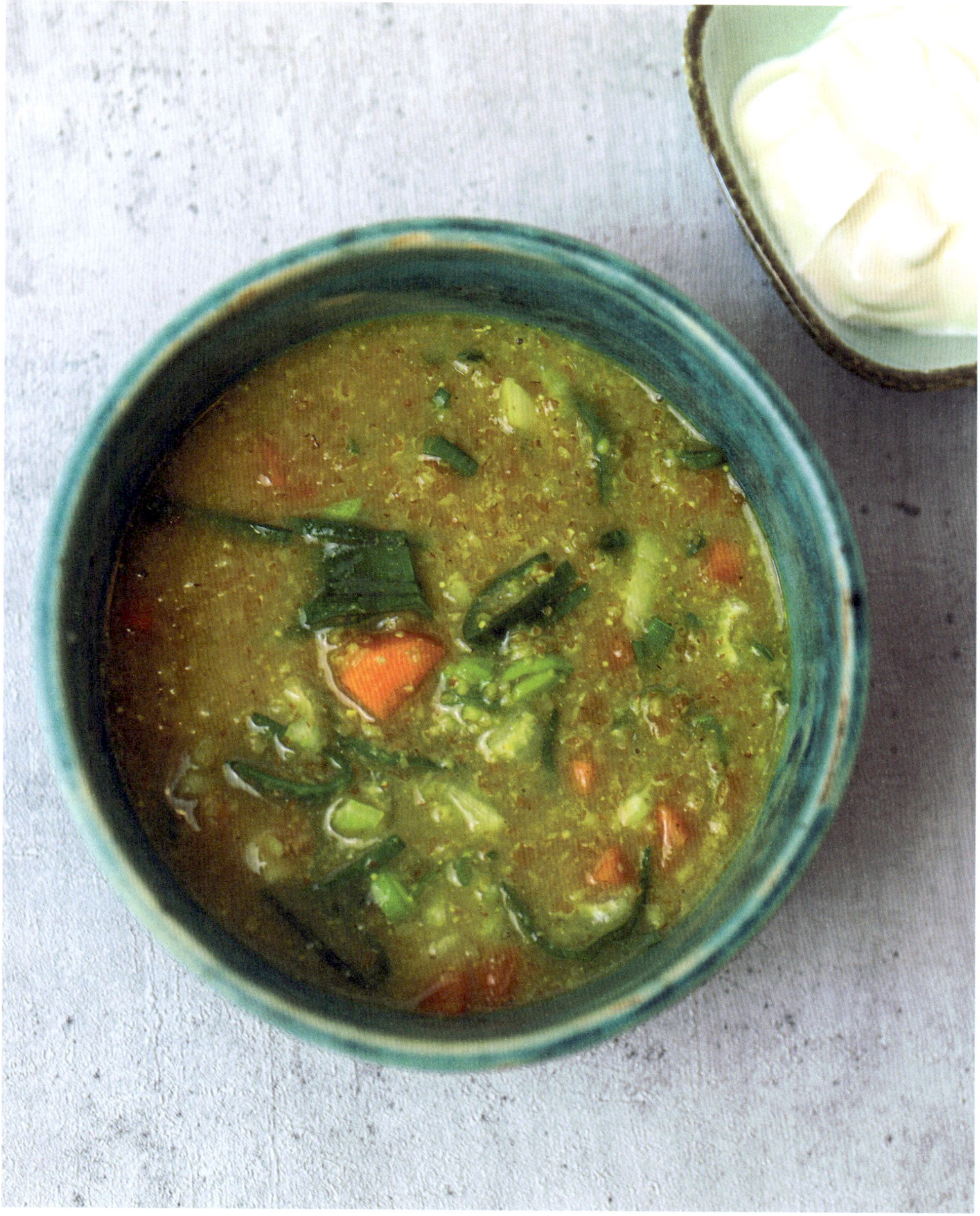

Kurkuma-Gemüsesuppe

4 Portionen · 35 Minuten

Kurkuma ist wie der kleine Superheld unter den Gewürzen – es bekämpft Entzündungen, schnappt sich freie Radikale und sorgt für einen strahlenden Teint.

Zutaten

1 mittelgroße Süßkartoffel
2 Karotten
1 Zwiebel
2 Knoblauchzehen
2 EL Kokosöl oder Ghee
1 l Gemüsebrühe oder Wasser
2 TL gemahlener Kurkuma
½ TL gemahlener Ingwer
1 Prise Cayennepfeffer (optional)
400 ml Kokosmilch
Salz und Pfeffer
frischer Koriander oder Petersilie

Zubereitung

1 Die Süßkartoffel, Karotten und Zwiebel schälen und klein würfeln, den Knoblauch schälen und klein hacken. Das Kokosöl oder Ghee in einem großen Topf erhitzen, alles hinzufügen und dünsten, bis das Gemüse weich wird.

2 Kurkuma, Ingwer und eventuell Cayennepfeffer über das Gemüse streuen und umrühren, damit sich die Gewürze gleichmäßig verteilen und ihre Aromen freisetzen.

3 Die Gemüsebrühe oder das Wasser dazugießen und alles zum Kochen bringen. Die Suppe bei mittlerer Hitze etwa 20 Minuten köcheln lassen.

4 Die Kokosmilch zugeben und die Suppe weitere 5 Minuten kochen. Den Topf vom Herd nehmen und die Suppe mit einem Stabmixer oder in einem Standmixer pürieren, bis sie cremig ist.

5 Die Suppe mit Salz und Pfeffer abschmecken und mit Koriander oder Petersilie garnieren.

Brokkoli-Cashew-Cremesuppe

4 Portionen · 60 Minuten

Brokkoli ist ein wahres Superfood, wenn es um die Förderung einer gesunden und strahlenden Haut geht. Die hohe Menge an Vitamin C in Brokkoli unterstützt die Kollagenproduktion, ein Protein, das für die Elastizität und Festigkeit der Haut verantwortlich ist. Dies kann helfen, feine Linien und Falten zu reduzieren und der Haut einen natürlichen Glow zu verleihen.

Zubereitung

1 Die Brokkoliröschen vom Strunk trennen, den Strunk klein schneiden. Den Sellerie schälen und in Würfel schneiden. Den Ingwer schälen und fein hacken und mit allen Gewürzen im Mörser zerstoßen.

2 Ghee oder Kokosöl in einem Topf erhitzen und die Gewürze darin etwa 3 Minuten lang anschwitzen, um ihre Aromen freizusetzen.

3 Das Gemüse hinzufügen, mit Gemüsebrühe und Pflanzendrink aufgießem und 25 Minuten lang köcheln lassen. Die Cashewkerne in einer kleinen Pfanne ohne Fett anrösten.

4 Den Zitronensaft hinzufügen und die Suppe pürieren, bis sie cremig ist. Mit Salz und Pfeffer abschmecken und die Cashewkerne darüberstreuen.

Zutaten

1 Brokkoli (ca. 500 g)
1 kleiner Knollensellerie
1 TL gemahlener Kurkuma
2 cm frischer Ingwer
2 TL Fenchelsamen
1 TL Koriandersamen
2–3 EL Ghee oder Kokosöl
600 ml Gemüsebrühe
200 ml Pflanzendrink
50 g Cashewkerne
1 EL Zitronensaft
Salz und Pfeffer

Pastinaken-Basilikum-Suppe

4 Portionen · 40 Minuten

Diese Suppe ist nicht nur ein Genuss für den Gaumen, sondern auch eine Wohltat für deine Haut. Die Kombination aus nährstoffreichen Pastinaken und aromatischen Basilikumblättern bietet eine Vielzahl von Vorteilen. Pastinaken sind reich an Ballaststoffen, Vitaminen und Mineralien, die die Hautgesundheit fördern können, während Basilikum für seine entzündungshemmenden Eigenschaften bekannt ist.

Zutaten

400 g Pastinaken
1 Apfel
1 rote Zwiebel
2 cm frischer Ingwer
600 ml Gemüsebrühe
400 ml Kokosmilch
2 EL Ghee oder Pflanzenöl
1 TL scharfes Currypulver
15 Basilikumblätter
2 EL Zitronensaft
Salz und Pfeffer

Zubereitung

1 Die Pastinaken schälen und grob zerteilen. Den Apfel schälen, entkernen und ebenfalls in grobe Stücke schneiden. Die Zwiebel klein würfeln, den Ingwer schälen und fein hacken.

2 Das Ghee oder Pflanzenöl in einem Topf erhitzen. Die Zwiebeln, den Ingwer und das Currypulver hinzufügen und alles bei mittlerer Hitze etwa 3 Minuten dünsten, bis die Zwiebeln glasig sind.

3 Die Pastinakenstücke und den Apfel hinzufügen und weitere 2 Minuten dünsten.

4 Die Gemüsebrühe und die Kokosmilch dazugießen. Alles abgedeckt etwa 20 Minuten köcheln lassen, bis das Gemüse und der Apfel weich sind.

5 Die Basilikumblätter und den Zitronensaft in den Topf geben und die Suppe mit einem Stabmixer pürieren, bis sie cremig ist. Mit Salz und Pfeffer abschmecken und und nach Belieben mit zusätzlichen Basilikumblättern garnieren.

Quinoa-Kichererbsen-Suppe

4 Portionen · 40 Minuten

Diese Suppe ist nicht nur eine nahrhafte Mahlzeit, sondern auch reich an Ballaststoffen und wertvollen Gewürzen, die für eine gesunde Verdauung und ein ausgewogenes Wohlbefinden sorgen. Die Kombination aus Quinoa und Kichererbsen liefert hochwertige Proteine und Nährstoffe, während die Gewürze ihre verdauungsfördernde Wirkung entfalten.

Zubereitung

1 Zwiebel und Knoblauch schälen und fein hacken, den Ingwer schälen und reiben. Quinoa und Kichererbsen unter kaltem Wasser gut abspülen.

2 Etwas Öl in einem Topf erhitzen und die Zwiebel 3 Minuten anschwitzen. Knoblauch und Ingwer hinzufügen und weitere 1–2 Minuten anschwitzen. Kreuzkümmel, Kurkuma und Koriander zur Mischung geben und 1 weitere Minute rösten.

3 Quinoa und Kichererbsen dazugeben und umrühren. Brühe oder Wasser hinzugießen und die Mischung zum Kochen bringen. Die Hitze reduzieren und die Suppe 15–20 Minuten köcheln lassen, bis die Quinoa gar ist.

4 Nach Belieben 5 Minuten vor Ende der Kochzeit frisches Gemüse hinzufügen. Mit Salz und Pfeffer abschmecken und mit Koriander oder Petersilie garnieren.

Zutaten

1 kleine Zwiebel
2 Knoblauchzehen
1 cm frischer Ingwer
150 g Quinoa
120 g Kichererbsen (Dose/Glas)
1 EL Rapsöl
1 TL gemahlener Kreuzkümmel
1 TL gemahlener Kurkuma
½ TL gemahlener Koriander
1 l Gemüsebrühe oder Wasser
frisches Gemüse (z. B. gehackte Karotten, Sellerie oder Spinat) (optional)
Salz und Pfeffer
frischer Koriander oder Petersilie

Goldene Blumenkohlcremesuppe

4 Portionen · 40 Minuten

Die cremige Blumenkohlsuppe fördert nicht deine allgemeine Gesundheit und hat auch positive Auswirkungen auf deine Haut. Blumenkohl enthält Antioxidantien wie Vitamin C und Sulforaphan, die die Haut vor schädlichen freien Radikalen schützen und die Kollagenproduktion unterstützen. Diese Nährstoffe tragen dazu bei, die Hautelastizität zu erhalten und einen gesunden Teint zu fördern. Darüber hinaus können die enthaltenen Ballaststoffe und die entblähenden Gewürze helfen, Hautunreinheiten durch eine verbesserte Verdauung zu vermeiden.

Zutaten

1 kleiner Blumenkohl (ca. 500 g)
1 Süßkartoffel (ca. 200 g)
1 TL Fenchelsamen
1 TL Anissamen
1 TL Koriandersamen
2–3 EL Ghee oder Pflanzenöl
1 EL gemahlene Mandeln
2 TL frischer gehackter oder 1 TL gemahlener Kurkuma
800 ml Gemüsebrühe
1 EL Zitronensaft
Salz und Pfeffer

Zubereitung

1 Die Blumenkohlröschen vom Strunk trennen und sowohl die Röschen als auch den Strunk klein schneiden. Die Süßkartoffel schälen und in Würfel schneiden.

2 Die Fenchelsamen, Anissamen und Koriandersamen im Mörser zerstoßen. Das Ghee in einem großen Topf erhitzen, die Gewürze, den Kurkuma und die Mandeln hinzufügen und 3 Minuten lang anrösten, bis sie duften.

3 Das vorbereitete Gemüse in den Topf geben und die Gemüsebrühe dazugießen. Die Suppe 25 Minuten köcheln lassen, bis das Gemüse weich ist. Den Zitronensaft hinzufügen, die Suppe mit einem Stabmixer oder in einem Standmixer pürieren, bis sie cremig ist. Mit Salz und Pfeffer abschmecken.

Wärmende Karottensuppe

2 Portionen · 40 Minuten

Diese wärmende Suppe entlastet den Verdauungsapparat und pflegt gleichzeitig die Haut. Karotten sind reich an Beta-Carotin, das die Hautgesundheit unterstützt und ihr einen natürlichen Glow verleiht. Ingwer und Kurkuma wirken entzündungshemmend und fördern die Verdauung, während Kreuzkümmel und Koriander die Darmgesundheit unterstützen und helfen, den Körper sanft zu entlasten.

Zubereitung

1 Zwiebel und optional Knoblauch schälen und fein hacken. In einem Topf das Öl erhitzen und beides darin glasig dünsten.

2 Den Ingwer schälen und fein hacken, die Karotten schälen und in Scheiben schneiden. Beides mit Kurkuma, Kreuzkümmel und Koriander in den Topf geben und alles kurz dünsten.

3 Die Gemüsebrühe dazugeben und alles zum Kochen bringen. Bei niedriger Hitze etwa 20 Minuten köcheln lassen, bis die Karotten weich sind.

4 Die Suppe mit einem Stabmixer pürieren, bis sie eine glatte Konsistenz hat. Mit Salz und Pfeffer abschmecken und mit Koriander garnieren.

Zutaten

1 kleine Zwiebel
1 Knoblauchzehe (optional)
1 EL Olivenöl oder Kokosöl
2 cm frischer Ingwer
3 mittelgroße Karotten
1 TL gemahlener Kurkuma
½ TL gemahlener Kreuzkümmel
½ TL gemahlener Koriander
500 ml Gemüsebrühe
Salz und Pfeffer
frischer Koriander

Haferporridge

2 Portionen · 20 Minuten

Dieser nährstoffreiche Haferporridge fördert die Lebergesundheit und unterstützt die Hautpflege. Durch eine Mischung aus entzündungshemmenden und antioxidativen Gewürzen, gesunden Fetten und Ballaststoffen wird die Verdauung gefördert und die Haut von innen heraus regeneriert. Der Porridge ist ideal als Frühstück oder nährende Mahlzeit zu jeder Tageszeit. Abends genossen, kann es zudem durch die Bildung von Melatonin zu einem besseren Schlaf beitragen.

Zutaten

1 Tasse Haferflocken (vorzugsweise Großblatt)
3 Tassen Wasser oder ungesüßte Mandelmilch
½ TL Kurkuma
¼ TL gemahlener Koriander
¼ TL gemahlener Fenchel
¼ TL gemahlener Kardamom
1 Prise Zimt
1 Apfel
1 EL geschrotete Leinsamen
1 EL Mandelstückchen oder Walnüsse
Honig oder Ahornsirup

Zubereitung

1 Haferflocken zusammen mit Wasser oder Mandelmilch in einen Topf geben. Bei mittlerer Hitze zum Kochen bringen, dann die Hitze reduzieren und etwa 10 Minuten köcheln lassen, bis der Hafer weich ist.

2 Kurkuma, Koriander, Fenchel, Kardamom und Zimt zum Hafer hinzufügen und gut umrühren.

3 Während der Hafer weiter köchelt, den Apfel waschen und in kleine Würfel schneiden. Apfelstücke und Leinsamen hinzufügen und weitere 5 Minuten kochen lassen, bis der Apfel weich ist.

4 Den Porridge vom Herd nehmen, Mandelstückchen oder Walnüsse unterrühren und nach Belieben mit Honig oder Ahornsirup süßen.

Dinkelporridge mit Apfelmus und Kakao-Nibs

2 Portionen · 20 Minuten

Dieser nährstoffreiche Dinkelporridge ist eine hervorragende Wahl für eine nährende Mahlzeit. Dinkel ist reich an Eisen und Magnesium, die wichtig für die Blutbildung, Sauerstofftransport und Muskelgesundheit sind. Die Kombination aus dem cremigen Apfelmus und den knusprigen Kakao-Nibs bietet nicht nur Geschmack, sondern auch zusätzliche Nährstoffe.

Zubereitung

1 300 ml Wasser in einem Topf aufkochen, Salz hinzufügen und Dinkelflocken dazugeben. Umrühren, die Hitze reduzieren und den Porridge etwa 10 Minuten quellen lassen, bis die Flocken weich sind.

2 Während der Porridge quillt, die Äpfel schälen, entkernen und würfeln. Zusammen mit Zitronensaft und Zimt in einem kleinen Topf bei mittlerer Hitze kochen. Gelegentlich umrühren und etwa 10 Minuten köcheln lassen, bis die Äpfel weich sind. Nach Belieben mit Honig oder Ahornsirup süßen.

3 Der Porridge vom Herd nehmen und auf zwei Schüsseln verteilen und das warme Apfelkompott über den Porridge geben, die Kakao-Nibs darüberstreuen.

Zutaten

100 g Dinkelflocken
300 ml heißes Wasser
½ TL Salz
2 Äpfel
1 EL Zitronensaft
½ TL Zimt
1 EL Honig oder Ahornsirup (optional)
2 EL Kakao-Nibs

Safran-Kardamom-Milchreis

4 Portionen · 40 Minuten

Dieser Milchreis ist nicht nur ein kulinarisches Highlight, sondern unterstützt auch eine gesunde Haut. Safran verbessert den Teint, während Kardamom entgiftend wirkt und hilft, die Haut klar und strahlend zu erhalten.

Zutaten

8–12 Safranfäden, eingeweicht in
2 EL warmer Milch
200 g Basmatireis
1 l Milch (Kuh- oder Pflanzenmilch)
½ TL gemahlener Kardamom
60 g Zucker oder Ahornsirup
1 Handvoll Rosinen und gehackte Nüsse (z. B. Mandeln, Cashews)
1 Stück Bio-Orangenschale oder ein paar Tropfen Rosenwasser (optional)

Zubereitung

1 Den Reis unter fließendem Wasser abspülen, bis das Wasser klar ist. Den Reis mit 250 ml Wasser kochen, bis das Wasser fast vollständig absorbiert ist.

2 Die Milch zum teilweise gekochten Reis hinzufügen und alles auf niedriger Hitze köcheln lassen. Gelegentlich umrühren, um ein Anbrennen zu verhindern.

3 Wenn der Reis weich ist und die Mischung zu einer dickflüssigen Konsistenz neigt, Safranmilch, Kardamom und Zucker oder Ahornsirup hinzufügen. Gut umrühren, damit sich alles gleichmäßig verteilt. Den Milchreis weiter köcheln lassen, bis er cremig wird, und regelmäßig rühren, damit er nicht anbrennt.

4 Vom Herd nehmen und etwas abkühlen lassen. Vor dem Servieren mit Rosinen und gehackten Nüssen garnieren. Optional Orangenschale oder Rosenwasser hinzufügen, um das Aroma zu verfeinern.

Couscous mit heißen Sternanis-Aprikosen

2 Portionen · 20 Minuten

Aprikosen sind reich an Antioxidantien, die die Haut vor Schäden durch freie Radikale schützen und den natürlichen UV-Schutz der Haut von innen stärken. Sie fördern die Hautgesundheit, indem sie die Zellregeneration unterstützen und für ein strahlendes Hautbild sorgen. Zusätzlich wirken sie basenbildend und helfen, Übersäuerung des Körpers entgegenzuwirken, was sich positiv auf die Haut auswirken kann.

Zubereitung

1 Couscous mit 300 ml kochendem Wasser übergießen, eine Prise Salz hinzufügen und etwa 8 Minuten quellen lassen.

2 Die Aprikosen waschen, halbieren und entkernen.

3 Das Ghee oder Kokosöl in einem Topf erhitzen. Den Ingwer schälen und fein hacken, mit dem Kardamom und dem Sternanis hinzufügen und etwa 3 Minuten glasig dünsten. Aprikosen, Wasser oder Saft sowie Vanille hinzufügen. Kurz aufkochen und 10 Minuten köcheln lassen.

4 Das Aprikosenkompott über den Couscous geben und mit frischer Minze bestreuen.

Zutaten

80 g feiner Couscous
Salz
250 g frische Aprikosen
1 EL Ghee oder Kokosöl
2 cm frischer Ingwer
½ TL gemahlener Kardamom
1 Sternanis
100 ml Wasser oder Saft nach Wahl
1 Prise gemahlene Vanille
8 Blättchen Minze

Quinoasalat mit bitterem Blattgemüse

4 Portionen · 30 Minuten

Dieser Salat ist nicht nur ein Genuss für den Gaumen, sondern auch ein Plus für deine Hautgesundheit. Die Kombination aus Rucola und Chicorée liefert wertvolle Bitterstoffe, die die Leberfunktion unterstützen und die Verdauung fördern. Bitterstoffe regen die Produktion von Gallenflüssigkeit an, was zu einer besseren Entgiftung des Körpers beiträgt. Die antioxidativen Eigenschaften von Walnüssen und die Vitamine im Zitronensaft ergänzen das Gericht, um die Haut strahlend und gesund zu erhalten. Der Salat eignet sich als Beilage oder Hauptgericht.

Zutaten

1 Tasse Quinoa
2 Tassen Wasser oder Gemüsebrühe
125 g Rucola
1 kleiner Chicorée
½ Bund Petersilie oder Koriander
2 EL Walnüsse
Saft von 1 Zitrone
2 EL Olivenöl
Salz und Pfeffer

Zubereitung

1 Die Quinoa unter kaltem Wasser gut abspülen und in Wasser oder Gemüsebrühe nach Packungsanweisung kochen, bis sie weich ist. Abkühlen lassen.

2 Rucola waschen und hacken, Chicorée in kleine Stücke schneiden. Petersilie oder Koriander waschen und fein hacken, die Walnüsse in grobe Stücke hacken.

3 Die abgekühlte Quinoa in einer großen Schüssel mit dem Rucola, Chicorée, Petersilie oder Koriander und den gehackten Walnüssen vermengen.

4 In einer kleinen Schüssel Zitronensaft, Olivenöl, Salz und Pfeffer vermischen. Das Dressing über den Salat gießen und gut durchmischen, damit alle Zutaten gleichmäßig verteilt sind.

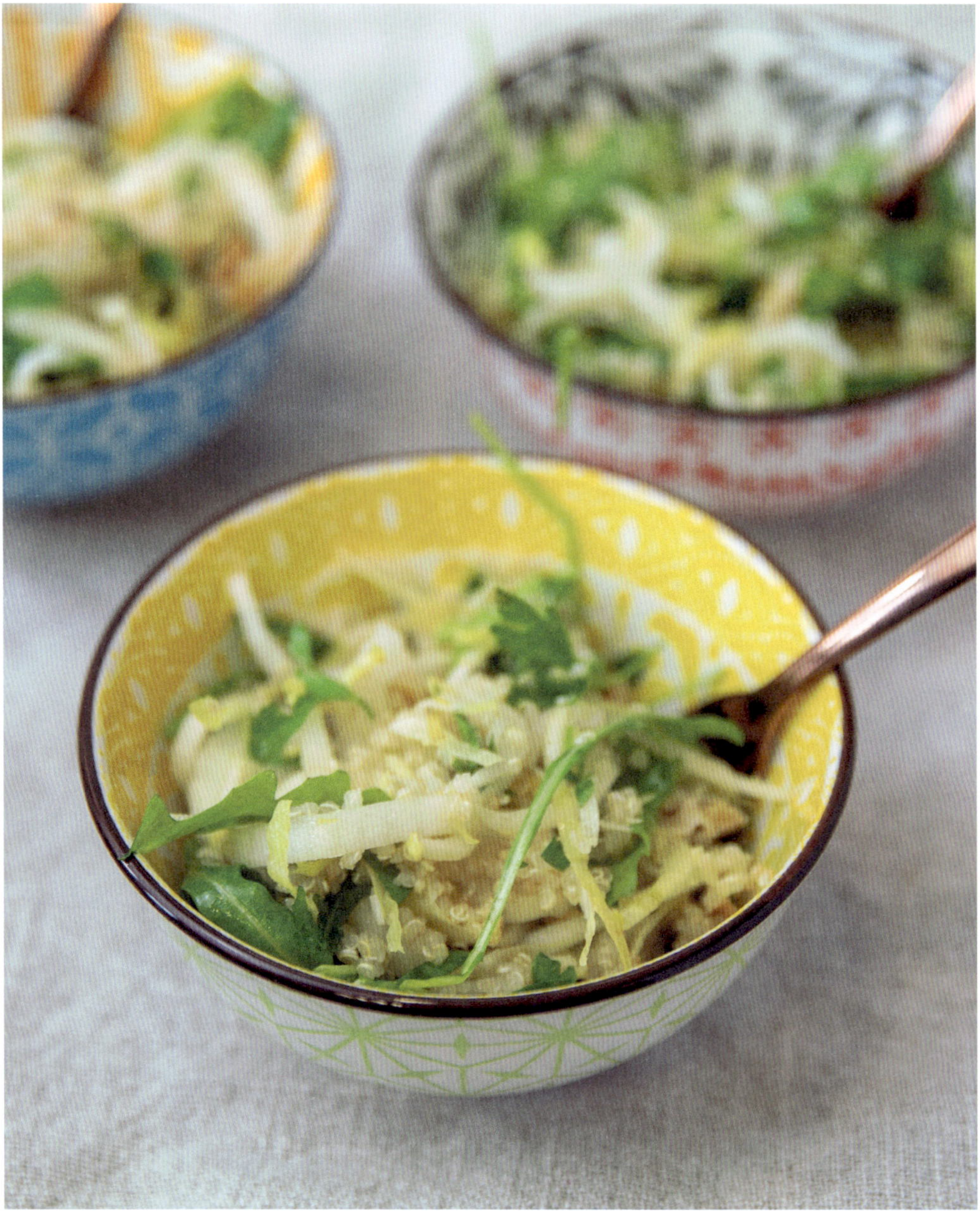

Kardamom-Süßkartoffel-Suppe

4 Portionen · 45 Minuten

Diese cremige und würzige Suppe kombiniert köstliche Aromen mit hautfreundlichen Nährstoffen. Süßkartoffeln sind reich an Beta-Carotin, das in Vitamin A umgewandelt wird und die Hautgesundheit unterstützt. Kardamom, Ingwer und Kokosmilch tragen zusätzlich zu einer strahlenden Haut bei, indem sie die Verdauung fördern und den Körper sanft reinigen.

Zutaten

2 mittelgroße Süßkartoffeln
1 Zwiebel
2 Knoblauchzehen
2 EL Rapsöl
1 TL gemahlener Kardamom
1 TL gemahlener Ingwer
1 l Gemüsebrühe
400 ml Kokosmilch
Salz und Pfeffer
frischer Koriander

Zubereitung

1 Die Süßkartoffeln schälen und würfeln. Zwiebel und Knoblauch schälen und fein hacken. Das Öl in einem Topf erhitzen und die Zwiebel darin 3–4 Minuten glasig dünsten.

2 Knoblauch, Kardamom und Ingwer hinzufügen und kurz mitrösten, bis die Gewürze duften. Die Süßkartoffeln dazugeben und 2–3 Minuten mitbraten, um die Aromen zu entfalten.

3 Die Gemüsebrühe angießen und zum Kochen bringen. Die Hitze reduzieren und alles 20–25 Minuten köcheln lassen, bis die Süßkartoffeln weich sind.

4 Die Suppe mit einem Stabmixer pürieren, bis sie glatt ist. Die Kokosmilch einrühren und die Suppe erneut erhitzen. Mit Salz und Pfeffer abschmecken und mit Koriander servieren.

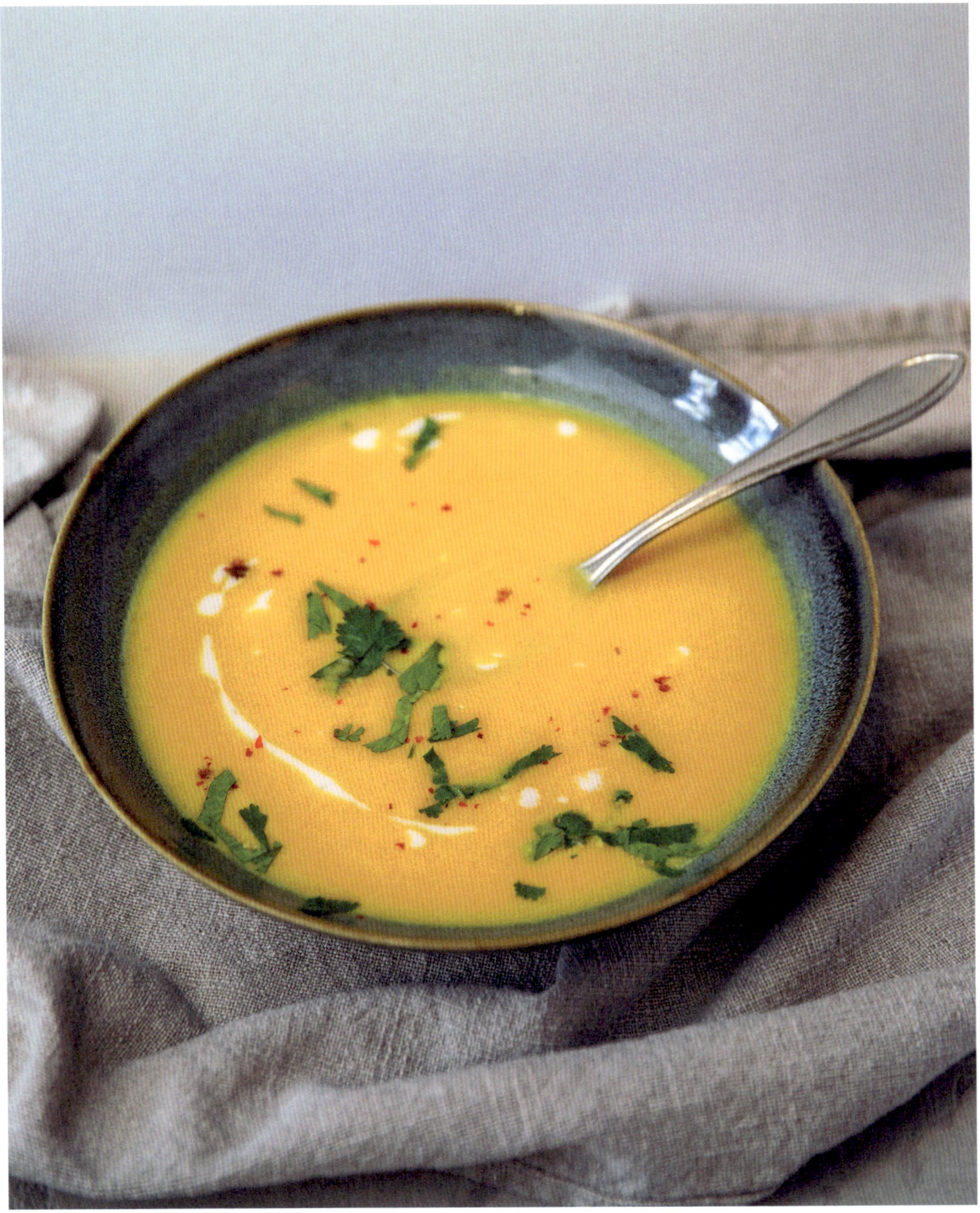

Kitchari

4 Portionen · 30 Minuten

Kitchari ist ein nahrhaftes Gericht, das Reis und Dal kombiniert, um eine dicke, köstliche Suppe zu ergeben. Diese Mahlzeit ist leicht verdaulich und ideal zur Unterstützung der Verdauung. Sie versorgt den Körper mit Energie und Vitalität und ist besonders wertvoll bei Mono-Diäten oder Reinigungsprogrammen wie Panchakarma. Kitchari hilft bei der Entgiftung und dem Entfernen von Ama aus Körper und Geist.

Zutaten

100 g Basmatireis
100 g Mung-Dal
1–2 cm frischer Ingwer
200 g gemischtes Gemüse (optional)
2 TL Ghee oder Pflanzenöl
1 TL Kreuzkümmelsamen
½ TL Senfsamen
½ TL gemahlener Koriander
½ TL gemahlener Kurkuma
½ TL gemahlener Fenchelsamen
Salz
½ Bund frischer Koriander

Zubereitung

1 Reis und Dal gründlich spülen, bis das Wasser klar ist. Reis und Dal zusammen mit 1200 ml Wasser in einen Topf geben und zugedeckt bei mittlerer Hitze etwa 20 Minuten lang köcheln lassen, bis der Reis weich ist. Den Ingwer schälen und klein hacken.

2 Gemüse nach Belieben in kleine Stücke schneiden und zur Reis-Dal-Mischung hinzufügen. Weitere 10 Minuten kochen, bis das Gemüse weich ist.

3 Das Ghee oder Öl in einem kleinen Topf erhitzen. Kreuzkümmel- und Senfsamen hinzufügen und anrösten, bis die Samen zu springen beginnen. Ingwer, Koriander, Kurkuma und Fenchel hinzufügen. Alles 1–2 Minuten anbraten, bis die Gewürze duften.

4 Alles unter die Reis-Dal-(Gemüse-)Mischung rühren. Etwas Salz hinzufügen und Korianderblätter darüberstreuen. Gut umrühren und servieren.

Grüner Vitality-Salat

4 Portionen · 25 Minuten

Dieser ayurvedische Salat unterstützt die Lebergesundheit mit Blattgemüse, das Antioxidantien und Chlorophyll liefert. Gurken fördern durch ihren Wassergehalt die Entgiftung, Radieschen aktivieren mit Schwefelverbindungen die Leber, Koriander hilft bei der Ausleitung von Schwermetallen und Ingwer wirkt verdauungsfördernd und entzündungshemmend.

Zubereitung

1 Das Blattgemüse gründlich waschen und trocknen. Die Gurken und Radieschen in dünne Scheiben schneiden. Die Korianderblätter grob hacken, den Ingwer schälen und fein hacken.

2 Die restlichen Zutaten bis auf die Kerne in einer kleinen Schüssel vermischen. Alles gut verrühren, bis eine homogene Mischung entsteht.

3 Kürbiskerne oder Sonnenblumenkerne in einer Pfanne ohne Fett anrösten. Das Blattgemüse, die Gurken, Radieschen und Korianderblätter in eine große Schüssel geben und die Kerne hinzufügen.

4 Das Dressing über den Salat gießen und alles gut durchmischen, bis die Zutaten gleichmäßig bedeckt sind.

Zutaten

60 g gemischtes Blattgemüse (z. B. Spinat, Feldsalat, Rucola)
½ Gurke (ca. 100 g)
5–6 Radieschen
1 Handvoll frische Korianderblätter
1 cm frischer Ingwer
2 EL Kürbiskerne oder Sonnenblumenkerne
1 TL Zitronensaft
1 TL Honig oder Ahornsirup
1 TL gemahlener Kreuzkümmel
1 TL gemahlener Koriander
2 EL natives Olivenöl extra
Salz und Pfeffer

REZEPTE FÜR WOCHE 3 UND 4

Mango-Kokos-Chia-Pudding

4 Portionen · 15 Minuten + 4 Stunden Kühlzeit

Dieser Pudding ist nicht nur super lecker und erfrischend, sondern auch ein echtes Hautpflegewunder. Vollgepackt mit Nährstoffen, bringt er dich zum Strahlen und ist dabei kinderleicht zuzubereiten. Perfekt als leichtes Frühstück oder als süßer Nachtisch, der einfach glücklich macht.

Zutaten

1 reife Mango
1–2 EL Honig oder Ahornsirup (optional)
400 ml Kokosmilch
¼ Tasse Chiasamen
½ TL Vanilleextrakt
1 Handvoll frische Beeren
Kokosflocken

Zubereitung

1 Die Mango schälen und in Stücke schneiden. In einen Mixer geben und pürieren, bis eine glatte Masse entsteht. Honig oder Ahornsirup nach Belieben hinzufügen, um die Süße anzupassen.

2 In einer mittelgroßen Schüssel Kokosmilch, Mangopüree, Chiasamen und Vanilleextrakt gründlich vermischen. Darauf achten, dass die Chiasamen gleichmäßig verteilt sind.

3 Die Schüssel abdecken und für mindestens 4 Stunden in den Kühlschrank stellen, idealerweise über Nacht. Die Chiasamen quellen auf und die Mischung bekommt eine puddingartige Konsistenz.

4 Den Pudding vor dem Servieren gut durchrühren, um eventuelle Klumpen zu lösen. Den Pudding in Servierschalen geben und mit frischen Beeren und Kokosflocken für zusätzliche Textur und Geschmack servieren.

Ayurvedisches Brokkoli-Tofu-Scramble

2–3 Portionen · 30 Minuten

Brokkoli, eines unserer Lieblingsgemüse, ist reich an Antioxidantien und Vitamin C, revitalisiert die Haut und bewahrt ihren natürlichen Glanz. Tofu liefert hochwertiges pflanzliches Protein für die Zellregeneration, während Kurkuma und Koriander entzündungshemmend wirken. Ghee und Kokosöl spenden essenzielle Fettsäuren und schützen die Haut vor Austrocknung.

Zutaten

1 mittelgroßer Brokkoli
200 g fester Tofu
1 cm frischer Ingwer
2 Knoblauchzehen
1 grüne Chilischote (optional)
1 EL Ghee oder Kokosöl
1 TL Senfsamen
1 TL Kreuzkümmelsamen
1 TL gemahlener Kurkuma
1 TL gemahlener Koriander
Salz
frischer Koriander oder Petersilie

Zubereitung

1 Den Brokkoli waschen und in Röschen teilen. Den Stiel schälen und in kleine Stücke schneiden. Tofu in kleine Würfel schneiden und auf Küchenpapier trocken tupfen, um überschüssige Flüssigkeit zu entfernen. Ingwer und Knoblauch schälen und fein hacken. Wenn Schärfe gewünscht wird, auch die Chilischote fein hacken.

2 Ghee oder Kokosöl in einer großen Pfanne bei mittlerer Hitze erhitzen. Senfsamen und Kreuzkümmelsamen in das heiße Fett geben und anrösten, bis sie duften und die Senfsamen anfangen zu springen.

3 Ingwer, Knoblauch und nach Belieben die Chilischote hinzufügen und 1–2 Minuten anrösten. Die Tofuwürfel dazugeben und unter gelegentlichem Rühren goldbraun anbraten. Brokkoliröschen und Stielstücke hinzufügen und alles gut vermengen. Kurkuma, Koriander und Salz hinzufügen und gut umrühren.

4 Das Scramble bei mittlerer Hitze unter gelegentlichem Rühren weiterbraten, bis der Brokkoli gar, aber noch bissfest ist. In Schüsseln anrichten und mit Koriander oder Petersilie garnieren.

Buchweizen-Mandel-Pfannkuchen

2–3 Portionen · 25 Minuten

Diese Pfannkuchen sind nicht nur ein köstliches Frühstück, sondern ein Gericht, das gerade am Abend wunderbar entspannend wirken kann. Die Flavonoide im Buchweizen fördern die Durchblutung und den Stoffaustausch, während ihre antioxidativen Eigenschaften die Haut schützen und revitalisieren. Mandeln tragen zusätzlich zur Nährstoffdichte bei und unterstützen die Zellgesundheit. Sie schmecken warm am besten und können mit zusätzlichen Toppings wie frischem Obst, Nüssen oder einem weiteren Schuss Ahornsirup verfeinert werden.

Zutaten

120 g Buchweizenmehl
80 g Dinkelmehl
1 TL Natron
40 g gemahlene Mandeln
Salz
2 EL Joghurt
3 EL Ahornsirup
120–150 ml Pflanzenmilch
Öl zum Ausbacken

Zubereitung

1 In einer Schüssel das Buchweizenmehl, Dinkelmehl, Natron, gemahlene Mandeln und eine Prise Salz gut vermischen.

2 Joghurt und Ahornsirup hinzufügen und alles vermengen. Nach und nach den Pflanzendrink unterrühren, bis ein glatter, cremiger Teig entsteht.

3 Eine Pfanne bei mittlerer Hitze erhitzen und etwas Öl hineingeben. Eine kleine Schöpfkelle Teig in die Pfanne geben und die Pfannkuchen nacheinander auf jeder Seite etwa 3–4 Minuten goldbraun backen.

Gerste-Spinat-Bowl mit gerösteten Mandeln und Feta

4 Portionen · 40 Minuten

Diese leichte und leckere Bowl kombiniert die köstliche Nussigkeit von Gerste mit der Frische von Spinat und der knusprigen Textur von Mandeln. Sie ist vollgepackt mit Ballaststoffen, Proteinen und gesunden Zutaten.

Zubereitung

1 Die Gerste in einem Topf mit ausreichend Wasser zum Kochen bringen. Die Hitze reduzieren und etwa 25–30 Minuten köcheln lassen. Abgießen und beiseitestellen.

2 Die Zwiebel schälen und klein hacken, die Kichererbsen gut abspülen und abtropfen lassen.

3 Die Mandeln in einer Pfanne bei mittlerer Hitze ohne Öl leicht rösten, bis sie goldbraun sind. Dabei ständig umrühren, um ein Anbrennen zu vermeiden. Abkühlen lassen und grob hacken.

4 Spinat gründlich waschen und trocken schleudern. In einer Pfanne 1 EL Olivenöl erhitzen und den Spinat kurz anbraten, bis er zusammenfällt. Aus der Pfanne nehmen und beiseitestellen. Die Zwiebel mit einem EL Olivenöl anbraten, bis sie weich und goldbraun ist.

5 In einer Schüssel Gerste, Kichererbsen, Spinat, Mandeln, Zwiebeln und nach Belieben Cranberrys vermengen.

6 In einer Schüssel 1 EL Olivenöl, Zitronensaft, Salz und Pfeffer verrühren. Das Dressing über die Gerstenmischung gießen und gut vermengen. Den Feta zerbröseln und vorsichtig unter die Gerstenmischung heben.

7 Die Bowl entweder sofort servieren oder im Kühlschrank etwa 30 Minuten ziehen lassen, damit sich die Aromen besser entfalten.

Zutaten

200 g Gerste
1 kleine rote Zwiebel
240 g Kichererbsen (Dose/Glas)
75 g Mandeln
300 g frischer Spinat
2 EL Olivenöl
1 EL Zitronensaft
Salz und Pfeffer
50 g getrocknete Cranberrys (optional)
100 g Feta

Ojas-Porridge

2 Portionen · 25 Minuten

In unserem Ojas-Porridge spiegelt sich die Lebensenergie, wie wir sie im ersten Teil des Buches beschrieben haben, wider: Die Kombination aus nährstoffreichen Haferflocken, süßen Rosinen und Datteln nährt den Körper auf tiefster Ebene und fördert die Bildung von Ojas. Die ayurvedischen Gewürze wie Zimt, Kardamom und Kurkuma unterstützen eine gesunde Verdauung und wirken beruhigend auf den Geist. Mit Kokosflocken und Ghee bietet der Porridge wertvolle Fette, die die Haut nähren und zum Strahlen bringen.

Zutaten

1¼ Tassen Pflanzenmilch
1 Tasse Haferflocken
Salz
½ TL gemahlener Kurkuma
1 TL Zimt
½ TL gemahlener Ingwer
¼ TL gemahlener Kardamom
Pfeffer
2 Datteln, entsteint
10 Rosinen
2 EL Kokosflocken
½ TL gemahlene Vanille
2 TL Ghee
1 EL Honig oder Ahornsirup (optional)

Zubereitung

1 2 Tassen Wasser mit der Mandelmilch in einen mittelgroßen Topf geben. Zum Kochen bringen, dann die Hitze auf niedrige bis mittlere Stufe reduzieren.

2 Die Haferflocken und 1 Prise Salz hinzufügen und 20 Minuten halb zugedeckt bei schwacher bis mittlerer Hitze köcheln lassen. Alle 7–10 Minuten umrühren. Den Herd ausschalten, den Topf aber auf der heißen Herdplatte lassen.

3 Inzwischen Kurkuma, Zimt, Ingwer, Kardamom und eine Prise Pfeffer in einem Schälchen mischen. Die Datteln zerkleinern. Alles mitsamt Rosinen, Datteln, Kokosflocken, Vanille und Ghee in den Topf dazugeben.

4 Umrühren, bis alles gleichmäßig vermischt ist. Den Topf 5 Minuten abdecken, damit die Haferflocken, Rosinen und Datteln schön weich werden. Den Porridge in Schüsseln anrichten. Sobald er etwas abgekühlt ist, Honig oder Ahornsirup darüberträufeln und mit einer Prise Zimt oder Kokosflocken garnieren und nach Belieben Honig oder Ahornsirup darüberträufeln.

Hirse-Brokkoli-Fenchel-Bowl

2 Portionen · 45–50 Minuten

Die Mischung schafft eine harmonische Balance, die sowohl den Gaumen verwöhnt als auch den Körper nährt. Diese gesunde Mahlzeit liefert eine Vielzahl an Vitaminen, Mineralstoffen und gesunden Fetten, die für ein gutes Wohlbefinden und eine ausgewogene Ernährung sorgen.

Zubereitung

1 Die Hirse zusammen mit 300 ml Wasser aufkochen. Die Hitze reduzieren und 10 Minuten köcheln lassen. Bei Bedarf etwas Wasser nachgießen. Die Hirse vom Herd nehmen und bei geschlossenem Deckel weitere 10 Minuten quellen lassen.

2 Den Fenchel putzen und in mundgerechte Stücke schneiden. Die Süßkartoffeln schälen und würfeln. Alles zusammen mit Kokosöl, Kreuzkümmel, Paprikapulver und Salz vermengen und auf ein mit Backpapier ausgelegtes Backblech legen. Bei 180 °C Umluft 25–30 Minuten garen, bis die Süßkartoffeln weich sind.

3 Für den Dip den Brokkoli 5–10 Minuten dampfgaren oder 3 Minuten blanchieren. Die Cashewkerne in einer Pfanne ohne Öl rösten, bis sie leicht braun werden. Den Brokkoli und die Cashewkerne zusammen mit den restlichen Zutaten mit einem Pürierstab zu einem cremigen Dip pürieren. Eventuell mehr Wasser oder Limettensaft dazugeben und mit Salz und Pfeffer abschmecken.

4 Für die Bowl vier Schüsseln mit Hirse auslegen. Das Ofengemüse dazugeben. Rucola, frische Gurkenscheiben und frische Kräuter hinzufügen. Den Dip in der Mitte platzieren. Mit Hanfsamen, Sesam oder anderen Toppings garnieren und warm oder kalt genießen.

Zutaten

150 g Hirse
2 Fenchelknollen
2 kleine Süßkartoffeln
1 EL flüssiges Kokosöl
1 TL Kreuzkümmel
1 TL Paprikapulver edelsüß
½ TL Salz

Für den Dip:
½ Brokkoli
75 g Cashewkerne
1 Handvoll Kräuter (z. B. Petersilie, Koriander
1 Knoblauchzehe
60 ml natives Olivenöl
Saft von ½ Limette
Salz und Pfeffer

Für die Bowl:
1 Handvoll Rucola
frische Kräuter (z.B. Petersilie, Koriander)
½ frische Gurke, in Scheiben geschnitten
Sesam oder andere Toppings nach Belieben

Quinoa-Hafer-Puffer mit Gemüse

4 Portionen · 45 Minuten

Quinoa, reich an Eiweiß, Ballaststoffen, Magnesium und Eisen, unterstützt den Stoffwechsel, fördert die Verdauung und entgiftet den Körper. Kombiniert mit Hafer und frischem Gemüse liefert es Vitamine und Mineralstoffe, die die Leber entlasten und die Haut strahlen lassen.

Zutaten

100 g Haferflocken
150 g gekochte Quinoa
1 kleine Zwiebel
1 Knoblauchzehe
1 Karotte
1 kleine Zucchini
2 EL gehackte Petersilie
2 EL Leinsamenmehl oder gemahlene Leinsamen
2 EL Vollkornmehl (optional)
Salz und Pfeffer
2 EL Kokosöl oder Ghee

Zubereitung

1 Die Haferflocken mit 200 ml Wasser zum Kochen bringen. Bei niedriger Hitze etwa 5–10 Minuten köcheln lassen, bis der Haferbrei cremig ist. Beiseitestellen.

2 Die Quinoa unter kaltem Wasser gut abspülen und in Wasser oder Gemüsebrühe nach Packungsanweisung kochen, bis sie weich ist. In einer großen Schüssel Quinoa und Haferbrei vermischen.

3 Zwiebel und Knoblauch fein hacken und hinzufügen, Karotte und Zucchini fein reiben, ebenfalls dazugeben.

4 Petersilie, Leinsamenmehl und eventuell Vollkornmehl dazugeben und alles gut vermischen. Die Mischung sollte eine formbare Konsistenz haben. Bei Bedarf etwas mehr Mehl zum Binden hinzufügen. Mit Salz und Pfeffer würzen und die Mischung etwa 10 Minuten ruhen lassen, damit sich die Aromen verbinden können.

5 Eine Pfanne mit Kokosöl oder Ghee erhitzen. Kleine Portionen der Mischung zu Puffern formen und in die heiße Pfanne geben. Die Puffer bei mittlerer Hitze etwa 3–4 Minuten pro Seite goldbraun braten, bis sie durchgegart sind und eine knusprige Kruste haben.

6 Die fertigen Quinoa-Hafer-Puffer auf einem Teller anrichten und heiß servieren.

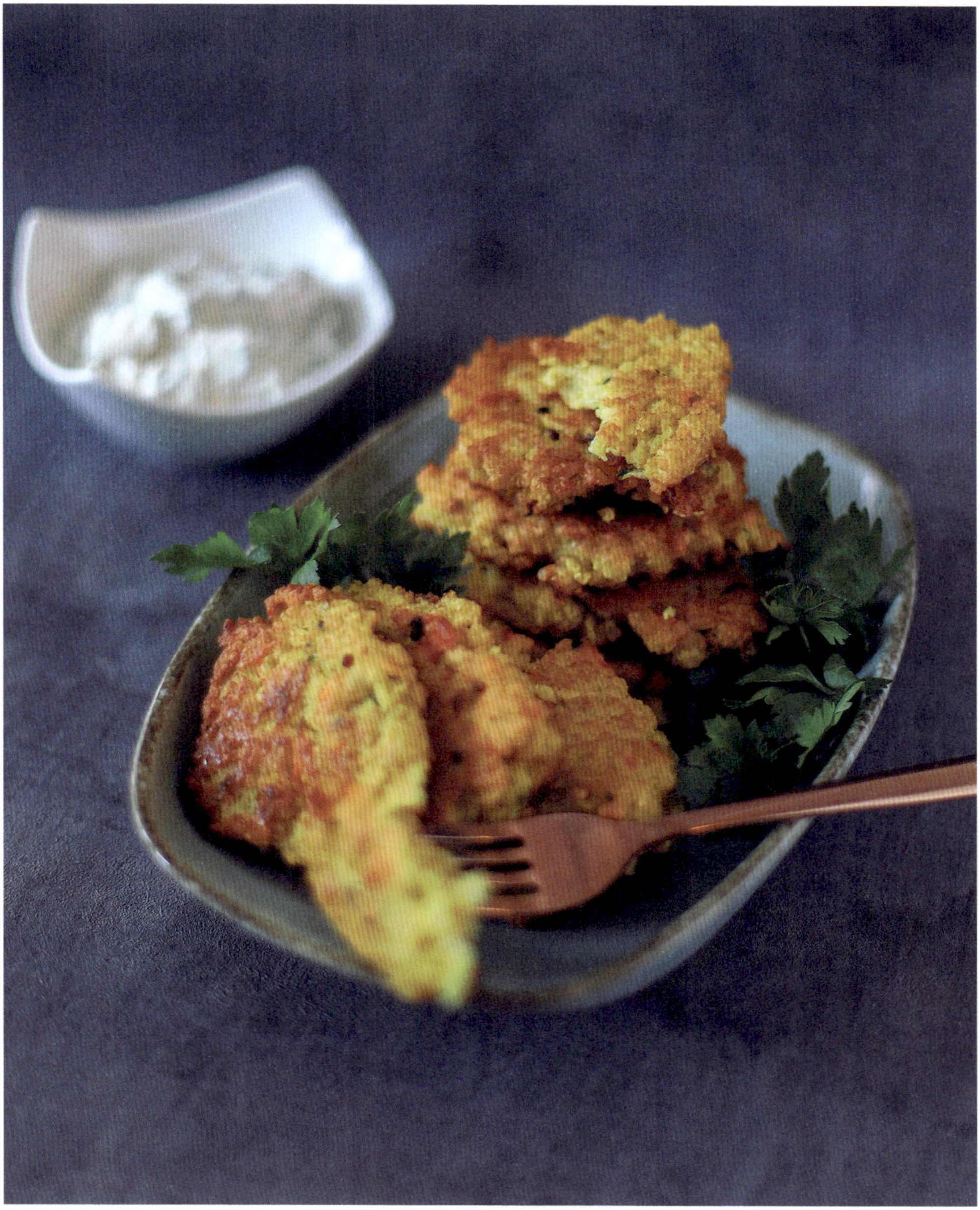

Paneer mit Kräutern

2–3 Portionen · 30 Minuten

Dieses aromatische Gericht kombiniert den milden Geschmack von Paneer, frischem indischen Käse, mit einer kräftigen Kräuter- und Gewürzmischung, die deinem Gaumen Freude bereitet und deiner Haut Gutes tut. Die frischen Kräuter bringen nicht nur einen wunderbaren Geschmack, sondern auch zusätzliche Vitamine und Antioxidantien, die die Hautgesundheit fördern und einen natürlichen Glow verleihen. Der Paneer wird durch die Kräuter und Gewürze wunderbar aufgepeppt und erhält so eine köstliche Note.

Zutaten

200 g Paneer
2 EL Ghee oder Kokosöl
1 Zwiebel
2 Knoblauchzehen
1 cm frischer Ingwer
1 grüne Chili (optional)
1 TL gemahlener Kurkuma
1 TL gemahlener Koriander
½ TL gemahlener Kreuzkümmel
½ TL Garam Masala
Salz
½ Bund frischer Koriander
½ Bund frische Minze

Zubereitung

1 Den Paneer in Würfel schneiden und beiseitestellen. Zwiebel und Knoblauch schälen und fein hacken. Wenn mehr Schärfe gewünscht wird, auch die Chilischote fein hacken.

2 In einer Pfanne das Ghee oder Kokosöl erhitzen. Zwiebel, Knoblauch, Ingwer und Chili hinzufügen. Bei mittlerer Hitze 5 Minuten anbraten, bis die Zwiebeln goldbraun sind. Kurkuma, Koriander und Kreuzkümmel hinzufügen und 2 Minuten gut vermischen, damit die Gewürze ihre Aromen entfalten.

3 Die Paneer-Würfel vorsichtig in die Pfanne geben und 8 Minuten sanft anbraten, bis sie rundherum goldbraun sind. Garam Masala und etwas Salz hinzufügen und gut vermengen.

4 Koriander- und Minzeblätter hacken, hinzufügen und alles gut vermengen. 2–3 Minuten köcheln lassen, damit die Aromen sich gut verbinden und der Paneer die Kräuteraromen aufnimmt.

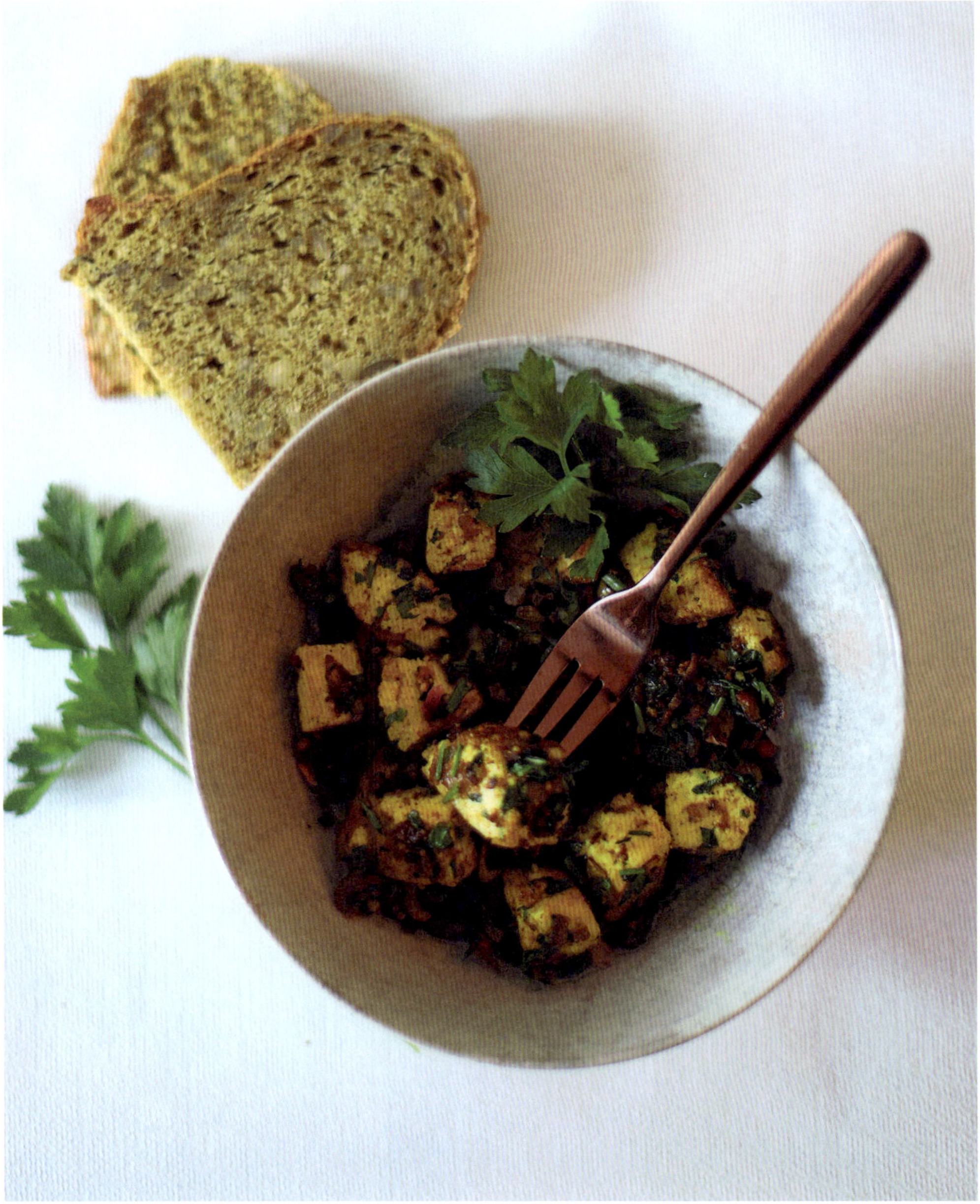

Süße Mung-Dal-Suppe

4 Portionen · 50 Minuten + Einweichzeit über Nacht

Diese süße Mung-Dal-Suppe ist nicht nur lecker, sondern auch ideal, um die Haut zum Strahlen zu bringen, indem sie die Gesundheit von Darm und Leber fördert. Die Zugabe von Granatapfelkernen und Safran sorgt für ein besonders raffiniertes Aroma und zusätzliche antioxidative Vorteile.

Zutaten

100 g Mung-Dal, über Nacht eingeweicht
60 g Ghee (geklärte Butter) oder Kokosöl
30 g Kokosblütenzucker oder 2 EL Ahornsirup
10–12 Prise Safranfäden, eingeweicht in 1 EL warmem Wasser
120 ml Kokosmilch
1 TL gemahlener Kardamom
½ TL Vanilleextrakt
1 EL gemahlene Leinsamen
Salz
2 EL Granatapfelkerne
Nüsse und Trockenfrüchte (z. B. Mandeln, Cashews, Rosinen)

Zubereitung

1 Das eingeweichte Mung-Dal gründlich mit kaltem Wasser abspülen und abtropfen lassen. Zusammen mit 1 l Wasser in einen großen Topf geben und zum Kochen bringen. Die Hitze reduzieren und 30–40 Minuten köcheln lassen, bis das Dal weich und breiig ist.

2 In einer separaten Pfanne das Ghee oder Kokosöl erhitzen. Kokosblütenzucker oder Ahornsirup hinzufügen und bei mittlerer Hitze rühren, bis sich der Zucker vollständig aufgelöst hat. Die eingeweichten Safranfäden samt Wasser hinzugeben und gut umrühren.

3 Die Zucker-Safran-Mischung, Kokosmilch, Kardamom, Vanille, Leinsamen und eine Prise Salz zur gekochten Mung-Dal-Mischung geben. Gut umrühren und 5–10 Minuten köcheln lassen, damit sich die Aromen entfalten und die Leinsamen leicht quellen.

4 Granatapfelkerne und nach Belieben Nüsse und Trockenfrüchte darüberstreuen.

Rosmarin-Fladenbrot

8–10 Fladen · 30 Minuten + 60 Minuten Gehzeit

Wir Deutschen lieben Brot, und das ist im Ayurveda durchaus erlaubt! Zusammen mit einem leckeren Karottenaufstrich ist dieses Rosmarin-Fladenbrot eine tolle Kombination, die nicht nur schmeckt, sondern auch für ein strahlendes Äußeres sorgt.

Zubereitung

1 Rosmarinnadeln hacken, Fenchel- und Anissamen mörsern. In einer Schüssel 200 ml lauwarmes Wasser, Rohrohrzucker, Hefe, Olivenöl, Rosmarin, Fenchel- und Anissamen kräftig mit einem Schneebesen verrühren.

2 Mehl und Salz hinzufügen und alles mit der Hand oder einer Küchenmaschine zu einem glatten Teig kneten. Den Teig in eine mit warmem Wasser ausgespülte Schüssel geben und abgedeckt mindestens 60 Minuten gehen lassen, bis er sich verdoppelt hat.

3 Den Teig in 8–10 gleich große Stücke teilen und zu handtellergroßen Fladen formen. Diese nochmals etwa 10 Minuten ruhen lassen.

4 Die Fladen bei 180 °C im vorgeheizten Ofen (Ober-/Unterhitze) 10 Minuten auf Backpapier backen. Nach dem Backen optional mit etwas Ghee bestreichen.

Zutaten

2 EL Rosmarinnadeln
1 EL Fenchelsamen
1 EL Anissamen
1 TL Rohrohrzucker
5 g Hefe
30 ml Olivenöl
400 g Weizenmehl
1 TL Salz

Mildes Thai-Curry mit Süßkartoffel, Brokkoli, Spinat und Naturreis

4 Portionen · 50 Minuten

Dieses milde Thai-Curry unterstützt die Verdauung sowie den Stoffwechsel. Die Kombination aus Kokosmilch und Currypaste sorgt nicht nur für einen köstlichen Geschmack, sondern unterstützt auch den Ausscheidungsprozess.

Zutaten

200 g brauner Naturreis
1 TL Salz
1 mittelgroße Zwiebel
2 Knoblauchzehen
2 cm frischer Ingwer
1 große Süßkartoffel (ca. 400 g)
1 kleiner Brokkoli (ca. 300 g)
4 EL Pflanzenöl (z. B. Sonnenblumenöl)
1–2 EL milde gelbe oder rote Currypaste
400 ml Kokosmilch
200 ml Gemüsebrühe
100 g frischer Spinat
1 EL Sojasauce
1 EL Limettensaft
1 TL brauner Zucker
Salz und Pfeffer
frischer Koriander (optional)
Limettenspalten (optional)

Zubereitung

1 Den Naturreis in einem Sieb unter fließendem Wasser abspülen. In einem Topf 500 ml Wasser mit Salz zum Kochen bringen. Den Reis hinzufügen, die Hitze reduzieren und zugedeckt etwa 35–40 Minuten köcheln lassen, bis der Reis gar und das Wasser absorbiert ist. Vom Herd nehmen und abgedeckt stehen lassen.

2 Zwiebel und Knoblauch schälen und fein hacken. Den Ingwer schälen und reiben. Die Süßkartoffel schälen und würfeln, Brokkoli in Röschen zerteilen.

3 Das Öl in einem großen Topf oder einer tiefen Pfanne bei mittlerer Hitze erhitzen. Zwiebel, Knoblauch und Ingwer 3–4 Minuten anbraten. Die Currypaste einrühren und weitere 1–2 Minuten anbraten.

4 Die Süßkartoffel hinzufügen und gut umrühren. Kokosmilch und Gemüsebrühe dazugeben, zum Kochen bringen und dann die Hitze reduzieren. Das Curry zugedeckt 10–15 Minuten köcheln lassen.

5 Brokkoli hinzufügen und weitere 5–7 Minuten köcheln lassen, bis er zart, aber noch bissfest ist. Den Spinat unterrühren und warten, bis er zusammengefallen ist.

6 Sojasauce, Limettensaft und Zucker hinzufügen und gut umrühren. Mit Salz und Pfeffer abschmecken. Den Reis auf Teller verteilen und das Curry darübergeben. Mit frischen Korianderblättern garnieren und mit Limettenspalten servieren.

Haferkornsalat mit Kürbis, Brokkoli und Paprika

4 Portionen · 60–70 Minuten

Hafer ist reich an Ballaststoffen, Antioxidantien und wichtigen Mineralstoffen wie Zink und Silizium, die zur Erhaltung einer gesunden Haut beitragen. Der Salat kombiniert die nussigen Haferkörner mit vitaminreichem Gemüse. Haferkornsalat liefert eine Vielzahl an Nährstoffen, die den Stoffwechsel unterstützen und die Haut heraus strahlen lassen.

Zubereitung

1 Die Haferkörner in einem Topf mit ca. 600 ml Wasser zum Kochen bringen. Bei mittlerer Hitze etwa 45–60 Minuten köcheln lassen, bis sie weich sind. Abgießen und beiseitestellen.

2 Inzwischen das Gemüse waschen. Den Kürbis und die Paprika würfeln, den Brokkoli in Röschen zerteilen, die Zwiebel schälen und fein hacken.

3 Den Backofen auf 200 °C vorheizen. Den gewürfelten Kürbis auf ein Backblech legen, mit 2 EL Olivenöl beträufeln und mit Salz und Pfeffer würzen. Im Ofen etwa 20–25 Minuten rösten, bis der Kürbis weich ist.

4 Den Brokkoli in einem Dampfgarer oder einem Topf mit Dämpfeinsatz etwa 5–7 Minuten dämpfen, bis er zart, aber noch bissfest ist. Abkühlen lassen.

5 Paprika und Zwiebel in einer Pfanne mit 1 EL Olivenöl bei mittlerer Hitze etwa 5 Minuten anbraten, bis sie weich sind. In einer großen Schüssel die vorgekochten Haferkörner, Kürbis, Brokkoli, Paprika und Zwiebel vermischen. Nach Belieben die Petersilie hinzufügen.

6 Für das Dressing Olivenöl, Apfelessig, Ahornsirup oder Honig, Senf, Salz und Pfeffer gut verrühren. Dressing mit dem Salat vermengen und mit Salz und Pfeffer abschmecken.

Zutaten

200 g Haferkörner
500 g Hokkaidokürbis
1 rote Paprika
1 gelbe Paprika
1 kleiner Brokkoli (ca. 300 g)
1 kleine rote Zwiebel
3 EL Olivenöl
Salz und Pfeffer
2 EL gehackte Petersilie (optional)
3 EL Olivenöl
2 EL Apfelessig
1 EL Ahornsirup oder Honig
1 TL Dijon-Senf
Salz und Pfeffer

Ofenkartoffeln mit Chili-Rosmarin-Avocado-Mojo

4 Portionen · 40 Minuten

Dieses Rezept für Ofenkartoffeln mit Chili-Rosmarin-Avocado-Mojo fördert den Glow der Haut auf vielfältige Weise. Die Avocado in der Mojo liefert wertvolle gesunde Fette und Vitamin E, die beide essenziell für die Feuchtigkeit und Elastizität der Haut sind. Rosmarin und Chili wirken antioxidativ und entzündungshemmend, was dazu beiträgt, die Haut vor Schäden durch freie Radikale zu schützen und sie strahlend und gesund zu halten.

Zutaten

1 kg Drillinge (kleine Kartoffeln)
100 ml Olivenöl
1 TL Salz
2 rote Chilischoten
2 rote Zwiebeln
2 reife Avocados
1 EL Rosmarinnadeln
200 g passierte Tomaten
3 EL Olivenöl
½ TL Salz
Salz und Pfeffer

Zubereitung

1 Den Ofen auf 200 °C Umluft vorheizen. Die Drillinge halbieren und in einer Schüssel mit Olivenöl und Salz vermengen. Auf einem mit Backpapier ausgelegten Blech verteilen und 25–30 Minuten goldbraun backen.

2 Für die Mojo die Chilischoten mit Kernen fein hacken. Die Zwiebeln in feine Würfel schneiden. Avocados halbieren, entkernen und das Fruchtfleisch mit einem Löffel herauslösen. Die Rosmarinnadeln fein hacken.

3 Das Olivenöl in einer Pfanne erhitzen. Die Zwiebeln kross anbraten und erst kurz vor Schluss Chili und Rosmarin dazugeben. Die passierten Tomaten hinzufügen und kurz erwärmen. Alle Zutaten in ein hohes Gefäß geben und mit einem Stabmixer sämig pürieren. Mit Salz und Pfeffer abschmecken.

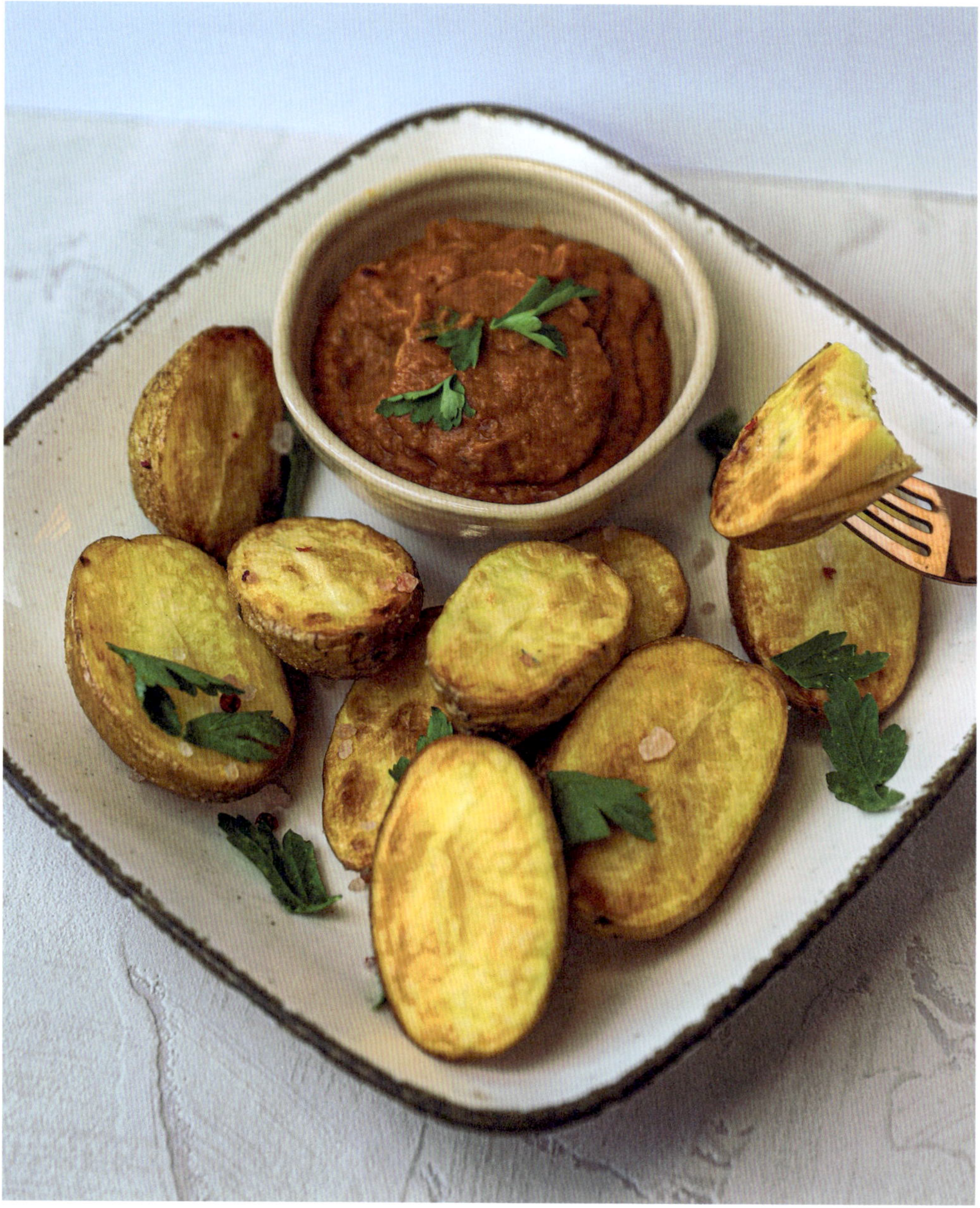

Gefüllte Aprikosen mit Mandeln und Honig

6 Portionen (als Snack) · 30 Minuten

Dieses Gericht ist nicht nur eine köstliche Leckerei, sondern auch reich an Nährstoffen, die gut für die Haut sind, wie Vitamin A, C und E. Diese gefüllten Aprikosen sind ein perfektes Dessert oder eine gesunde Nascherei, die die Haut mit ihren Vitaminen und Antioxidantien unterstützen kann.

Zutaten

12 frische Aprikosen
½ Tasse Mandeln, grob gehackt
2 EL Honig oder Ahornsirup
½ TL Zimt
¼ TL gemahlener Ingwer
Salz
frische Minzblätter
griechischer Joghurt oder Kokosjoghurt (optional)

Zubereitung

1 Die Aprikosen waschen und vorsichtig in der Mitte entlang der Naht aufschneiden. Den Stein entfernen die Aprikosen leicht aushöhlen, um Platz für die Füllung zu machen.

2 Die Mandeln grob hacken. In einer Schüssel Mandeln, Honig oder Ahpornsirup, Zimt, Ingwer und eine Prise Salz vermengen, bis alles gut vermischt ist.

3 Jede Aprikose mit 1 TL der Mandel-Honig-Mischung füllen. Die Hälften leicht zusammendrücken, um sie zu schließen.

4 Die gefüllten Aprikosen auf ein Backblech mit Backpapier legen und im vorgeheizten Ofen bei 180 °C 15–20 Minuten backen, bis sie weich sind und die Füllung leicht karamellisiert ist.

5 Aus dem Ofen nehmen und etwas abkühlen lassen. Mit Minzblättern garnieren und warm oder bei Raumtemperatur servieren, optional mit einem Klecks Joghurt.

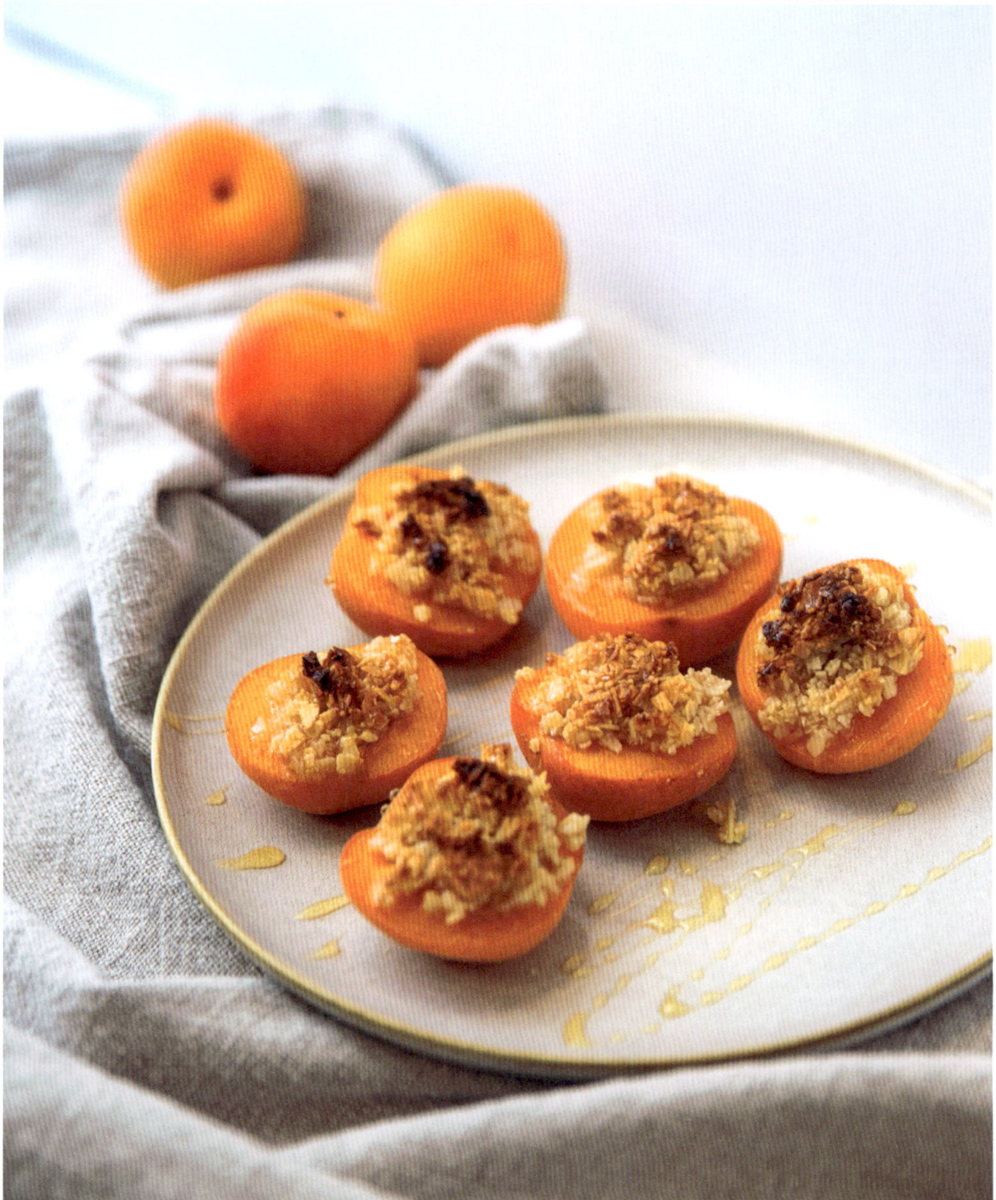

Graupenrisotto mit Fenchel und Spargel

4 Portionen · 40 Minuten

Vitamin C unterstützt die Kollagenproduktion und schützt vor freien Radikalen. Antioxidantien helfen, vorzeitiger Hautalterung entgegenzuwirken. Der hohe Wassergehalt von Fenchel und Spargel fördert ein strahlendes Hautbild.

Zutaten

200 g Perlgraupen
500 g grüner Spargel
1 Fenchelknolle
1 mittelgroße Zwiebel
2 Knoblauchzehen
2 EL Olivenöl
100 ml Weißwein
750 ml Gemüsebrühe
50 g Parmesan, frisch gerieben
Salz, frisch gemahlener schwarzer Pfeffer
Fenchelgrün oder Dill

Zubereitung

1 Die Perlgraupen unter fließendem Wasser abspülen und abtropfen lassen.

2 Den Spargel waschen, die holzigen Enden abschneiden und die Stangen in etwa 2 cm große Stücke schneiden. Die Spitzen beiseitelegen. Den Fenchel waschen, den harten Kern entfernen. In dünne Scheiben schneiden. Das Fenchelgrün für die Garnierung aufbewahren.

3 Zwiebel und Knoblauch schälen und fein würfeln. In einem großen Topf oder einer tiefen Pfanne das Olivenöl erhitzen, Zwiebeln und Knoblauch darin glasig dünsten. Die Perlgraupen hinzufügen und kurz mitdünsten, bis sie leicht glasig sind.

4 Mit Weißwein ablöschen und rühren, bis der Wein fast vollständig absorbiert ist. Fenchel und Spargelstücke (ohne die Spitzen) hinzufügen.

5 Nach und nach die heiße Gemüsebrühe hinzufügen, dabei ständig rühren. Warten, bis die Flüssigkeit jedes Mal fast vollständig aufgenommen ist, bevor mehr Brühe dazugegeben wird (20–25 Minuten).

6 Wenn die Graupen fast gar sind, die Spargelspitzen hinzufügen und kochen lassen, bis alles zart ist.

7 Den geriebenen Parmesan unterrühren und mit Salz und Pfeffer abschmecken. Vom Herd nehmen, kurz ruhen lassen, auf Teller verteilen und mit Fenchelgrün oder Dill garnieren.

Vital-Weizen-Detox-Bowl

4 Portionen · 60 Minuten

Weizen wird oft zu Unrecht gemieden, dabei steckt dieses Getreide voller guter Nährstoffe. Diese Detox-Bowl zeigt, wie vielseitig und lecker Weizen sein kann. Die Kombination aus Vollkornweizen, frischem Gemüse und aromatischen Gewürzen macht sie zu einer nahrhaften und erfrischenden Mahlzeit, die leicht und angenehm sättigt. Für eine kühlende Variante kann die Bowl auch kalt gegessen und mit einem Klecks Joghurt oder einem frischen Kräuterpesto verfeinert werden.

Zubereitung

1 Weizenschrot gründlich unter fließendem Wasser abspülen. In einem großen Topf 800 ml Wasser zum Kochen bringen, den Weizenschrot hinzufügen und bei niedriger Hitze 45 Minuten köcheln lassen, bis es weich ist.

2 Inzwischen den Fenchel und Sellerie putzen und würfeln und in einem separaten Topf mit etwas Wasser dünsten, bis sie bissfest sind. Den Apfel waschen, entkernen und würfeln.

3 Wenn der Weizen fast fertig ist, Apfel, Kümmel und Fenchelsamen hinzufügen. Alles zusammen weitere 10 Minuten köcheln lassen.

4 Mit Salz und Pfeffer abschmecken und die Petersilie unterrühren. Optional einen Spritzer frischen Zitronensaft für zusätzlichen Geschmack hinzufügen.

Zutaten

200 g Vollkornweizen (z. B. Weizenschrot)
100 g Fenchel
50 g Sellerie
1 Apfel
1 TL gemahlener Kümmel
1 TL Fenchelsamen
Salz und Pfeffer
50 g gehackte Petersilie
1 Spritzer Zitronensaft (optional)

WOHLFÜHLTAGE

Leberliebe-Eintopf

4 Portionen · 60 Minuten

Dieses Gericht unterstützt die Leber bei ihrer Entgiftungsfunktion und hilft, Ama auszuscheiden. Die Kombination aus nährstoffreichem Gemüse wie Zucchini, Karotten und Fenchel liefert wichtige Vitamine und Mineralstoffe, während die Gewürze verdauungsfördernde und entzündungshemmende Eigenschaften besitzen. Kurkuma und Ingwer wirken als starke Antioxidantien, die die Haut vor freien Radikalen schützen und das Hautbild verbessern können. Der Eintopf ist im Kühlschrank in einem luftdichten Behälter etwa 3–4 Tage haltbar. Es ist wichtig, ihn gut abzukühlen, bevor du ihn im Kühlschrank lagerst, um die Qualität zu bewahren.

Zutaten

1 Stange Lauch
2 Stangen Sellerie
1 Fenchelknolle
2 Karotten
1 Zucchini
1 Zwiebel
2 Knoblauchzehen
1 EL Olivenöl (optional)
1 TL gemahlener Kurkuma
1 TL gemahlener Ingwer
½ TL Kreuzkümmel
½ TL gemahlener Koriander
1 Lorbeerblatt
1,5 l Gemüsebrühe
Salz und Pfeffer
Saft einer halben Zitrone
frische Kräuter (z. B. Petersilie)

Zubereitung

1 Den Lauch, Sellerie und Fenchel putzen und in dünne Scheiben schneiden. Karotten schälen und ebenfalls in dünne Scheiben schneiden, Zucchini würfeln. Zwiebel und Knoblauch schälen und fein hacken.

2 In einem großen Topf das Olivenöl erhitzen, Zwiebel und Knoblauch darin glasig anschwitzen. Lauch, Karotten, Sellerie und Fenchel hinzufügen und etwa 5 Minuten anbraten, bis sie leicht weich werden.

3 Kurkuma, Ingwer, Kreuzkümmel und Koriander hinzufügen und gut umrühren. Die Gemüsebrühe, Zucchini und Lorbeerblatt hinzufügen. Alles zum Kochen bringen, dann die Hitze reduzieren und etwa 20–25 Minuten köcheln lassen, bis das Gemüse weich ist.

4 Mit Salz, Pfeffer und Zitronensaft abschmecken und mit frischen Kräutern garnieren.

SÜSSE NOTHELFER

Goldene-Milch-Riegel

12–16 Riegel · 15 Minuten + 1 Stunde Kühlzeit

Diese Riegel kombinieren die verdauungsfördernden und entzündungshemmenden Eigenschaften von Kurkuma und anderen natürlichen Zutaten, inspiriert von der traditionellen goldenen Milch. Bewahre die veganen Riegel in einem luftdichten Behälter im Kühlschrank auf. Sie halten sich dort bis zu einer Woche.

Zubereitung

1 Alle Zutaten in einer Küchenmaschine mixen, bis eine klebrige Paste entsteht.

2 Eine Backform oder ein Backblech mit Pergamentpapier auslegen. Die Mischung in die Form geben und gleichmäßig andrücken, sodass eine kompakte Schicht entsteht.

3 Die Form mindestens 1 Stunde lang in den Kühlschrank stellen, bis die Masse fest wird.

4 Aus dem Kühlschrank nehmen und in Riegel oder Quadrate in der gewünschten Größe schneiden. Nach Belieben mit Kokosflocken bestreuen oder mit Zimt bestäuben.

Zutaten

1 Tasse Datteln, entsteint
1 Tasse Nüsse (z. B. Mandeln oder Cashews)
½ Tasse Kokosraspeln
¼ Tasse Mandelbutter
¼ Tasse Ahornsirup oder Agavendicksaft
3 EL Kokosöl
1 TL gemahlener Kurkuma
½ TL gemahlener Zimt
¼ TL gemahlener Ingwer
etwas schwarzer Pfeffer
1 Prise Salz

Ayurvedisches Mango-Dessert mit Kurkuma und Ingwer

2 Portionen · 15 Minuten

Dieses ayurvedische Mango-Dessert ist eine wunderbare Möglichkeit, die köstliche und gesunde Süße der Mango zu genießen, während du von den entzündungshemmenden Eigenschaften von Kurkuma und Ingwer profitierst – die perfekte Option für eine gesunde und strahlende Haut. Die Minze verleiht ihm einen zusätzlichen Hauch von Frische.

Zutaten

2 reife Mangos
1 cm Ingwer
½ TL Kurkumapulver
½ Tasse frische Kokosmilch oder Mandelmilch
Eiswürfel (optional)
Honig oder Ahornsirup (optional)
frische Minzblätter

Zubereitung

1 Die Mangos schälen und in grobe Stücke schneiden. Den Ingwer schälen und reiben. Beides mit Kurkuma und Kokos- oder Mandelmilch in einen Mixer geben, bis eine glatte und cremige Konsistenz erreicht ist. Bei Bedarf ein paar Eiswürfel hinzufügen, um das Dessert zu kühlen und die Konsistenz zu verdicken.

2 Nach Belieben etwas Honig oder Ahornsirup hinzufügen und erneut mixen, um die Süße gleichmäßig zu verteilen.

3 In Dessertschalen oder Gläser füllen und mit frischen Minzblättern garnieren.

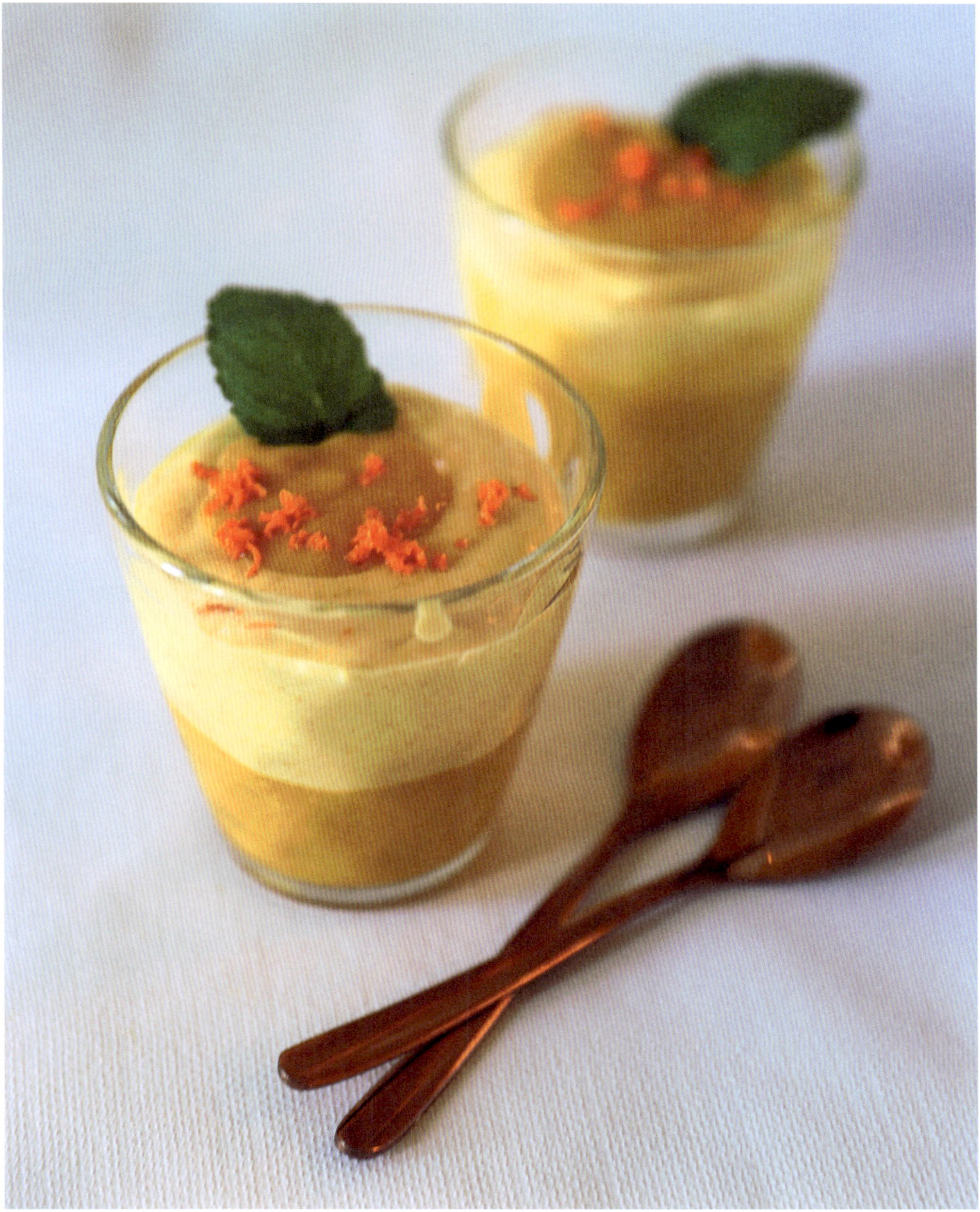

Inner-Glow-Balls

12–15 Stück · 20 Minuten

Diese Energiepäckchen sind vollgepackt mit natürlicher Süße und Ojas-stärkenden Wirkungen der Datteln, Nüsse und getrockneten Früchte. In einem luftdicht verschlossenen Behälter im Kühlschrank aufbewahrt halten sie sich einige Wochen.

Zutaten

100 g Nussmix (nach Belieben)
12 Datteln, entsteint
5 getrocknete Feigen oder Aprikosen
1½ EL Kokosnussöl
½ TL Kurkuma
2 EL gemahlene Leinsamen
½ TL Zitronenschale
3 TL gemahlene Haferflocken

Zubereitung

Alle Zutaten in einen leistungsstarken Mixer geben und mixen, bis eine klebrige und krümelige Masse entsteht, die beim Zusammendrücken zusammenklebt. Wenn sie nicht klebrig genug ist, etwas mehr Kokosnussöl hinzufügen. Je 1 EL der Mischung in die Handflächen geben und zu Kugeln formen.

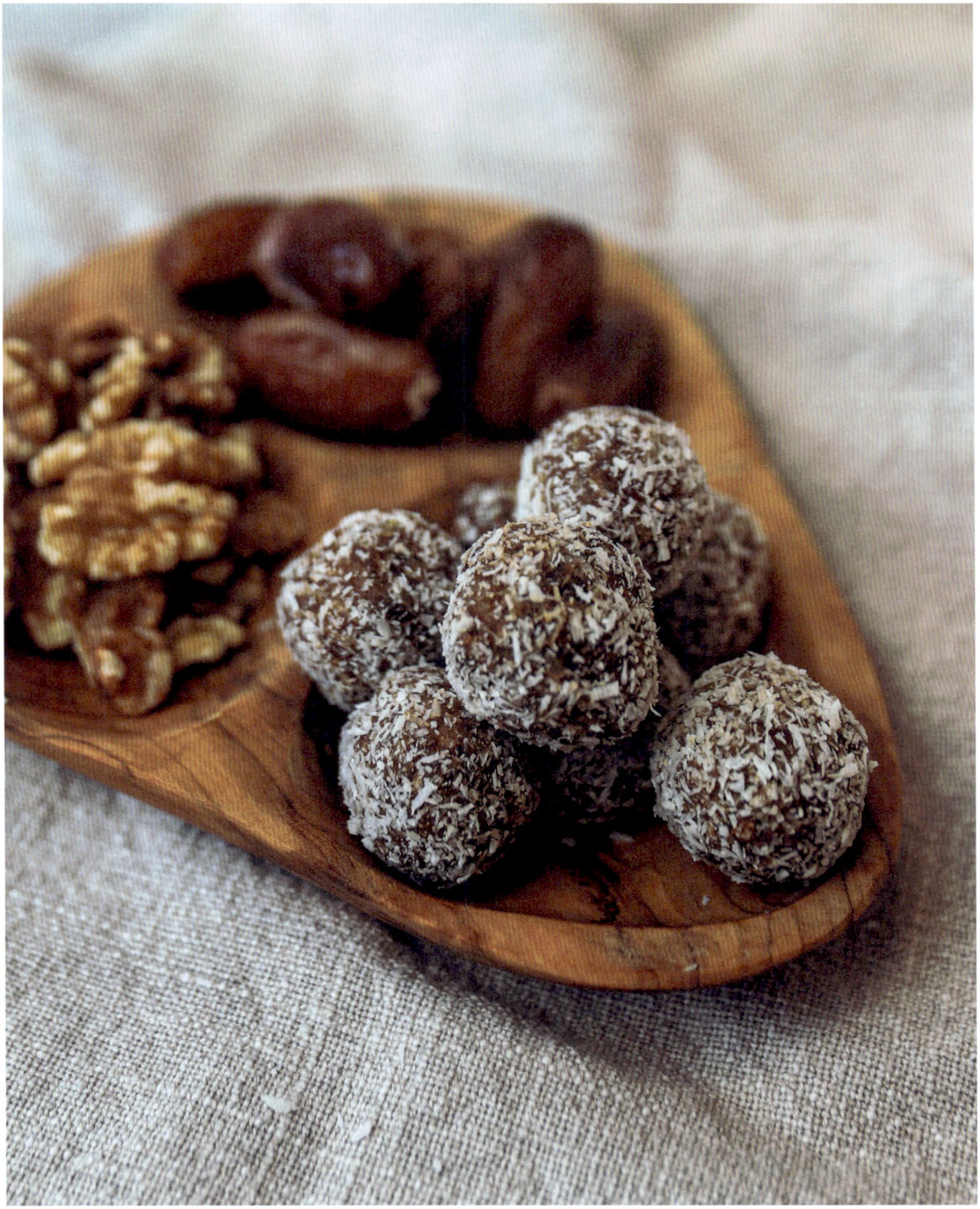

Getreideriegel mit Zartbitterschokolade

ca. 12 Riegel · 30 Minuten + 20–25 Minuten Backzeit

Mit gesunden Fetten, Ballaststoffen und Antioxidantien versorgt, sind die Getreideriegel perfekt für unterwegs oder als kleine Nascherei zwischendurch. Zartbitterschokolade ist reich an Antioxidantien, die helfen, freie Radikale zu neutralisieren und die Haut vor Schäden zu schützen. Sie kann die Hautdichte und -hydration verbessern, die Durchblutung fördern und bietet sogar einen gewissen Schutz vor UV-Strahlung.

Zutaten

50 g Mandeln
50 g Walnüsse
100 g Haferflocken
50 g Sonnenblumenkerne
50 g Kürbiskerne
30 g Leinsamen
100 g getrocknete Datteln, entsteint
2 reife Bananen
2 EL Kokosöl, geschmolzen
1 TL Zimt
1 TL Vanilleextrakt
100 g Zartbitterschokolade (mind. 70 % Kakao)

Zubereitung

1 Den Backofen auf 180 °C (Umluft 160 °C) vorheizen. Eine rechteckige Backform (ca. 20 x 20 cm) mit Backpapier auslegen.

2 Mandeln und Walnüsse grob hacken und in einer großen Schüssel mit Haferflocken, Sonnenblumenkernen, Kürbiskernen und Leinsamen vermengen.

3 Die Datteln fein hacken, die Bananen zerdrücken. Beides mit dem Kokosöl, Zimt und Vanilleextrakt zu den trockenen Zutaten geben. Alles gut vermengen, bis eine gleichmäßige Masse entsteht. Die Zartbitterschokolade klein hacken und vorsichtig unter die Masse heben.

4 Die Mischung gleichmäßig in die vorbereitete Backform drücken. Im vorgeheizten Ofen ca. 20–25 Minuten backen, bis die Ränder leicht goldbraun sind.

5 Die Form aus dem Ofen nehmen und die Masse vollständig abkühlen lassen. Anschließend in Riegel schneiden.

Rezeptregister

Bibliografische Information der Deutschen Nationalbibliothek
Die Deutsche Nationalbibliothek verzeichnet diese Publikation in der deutschen Nationalbibliografie; detaillierte bibliografische Daten sind im Internet über https://dnb.de abrufbar.

ISBN 978-3-8426-3157-1 (Print)
ISBN 978-3-8426-3158-8 (PDF)
ISBN 978-3-8426-3159-5 (EPUB)

Abbildungen:
Titelmotiv: shutterstock.com: HSSstudio
Stock.adobe.com: Katikam: 2, 3, 5; 6, 7, 8, 9, 10; 36, 88, 118, 120, 127, 133, 154, 174, 182; Rudzhan: 15; Mosterpiece: 19; Atlas: 25; PankajSingh: 29; VudiArts: 50; kazmulka 58; PrabhjitSingh: 71; Paitoon: 73; babkinasvetlana: 76, 77, 78; lblinova: 93; alter_ photo: 100; geniousha: 106; Ekasak: 110
Anke Pachauer: 121, 123, 125, 129, 131, 135, 137, 149, 151, 161, 163, 169, 171, 177, 179, 4. Umschlagseite
Bettina Ebert: 4

Originalausgabe

Die Ratgebermarke der Schlütersche Fachmedien GmbH
Hans-Böckler-Allee 7, 30173 Hannover
www.humboldt.de
www.schluetersche.de

Lektorat: Linda Strehl, München
Korrektorat: Anja Töller, Steinhude
Covergestaltung: ZERO Werbeagentur, München
Layout & Satz: Die Feder · Werbeagentur GmbH, Wetzlar
Druck und Bindung: Gutenberg Beuys Feindruckerei GmbH, Langenhagen

Gedruckt mit mineralölfrei hergestellten Druckfarben und Strom aus erneuerbaren Energien. Die eingesetzten Klebe- und Bindestoffe entsprechen den derzeitigen Umweltstandards, die vom RAL Institut für Gütesicherung und Kennzeichnung geprüft wurden. Die Druckplattenentwicklung erfolgte mit reduziertem Einsatz von Chemikalien.